JN050155

ごはんの量を日替わりで替えるだけ!

3日間糖質オフで脂肪が燃える!

ボディメイカー
JUN

新装版
ダイエットに失敗してきた私がやせた3Days糖質オフダイエット

Gakken

ダイエット難民だった私が「3Days糖質オフダイエット」で人生が変わりました!!

はじめまして、ボディメイカーJUNです！
「3Days糖質オフダイエット」は
ごはんの量を日替わりで変えるだけの
簡単ダイエット！

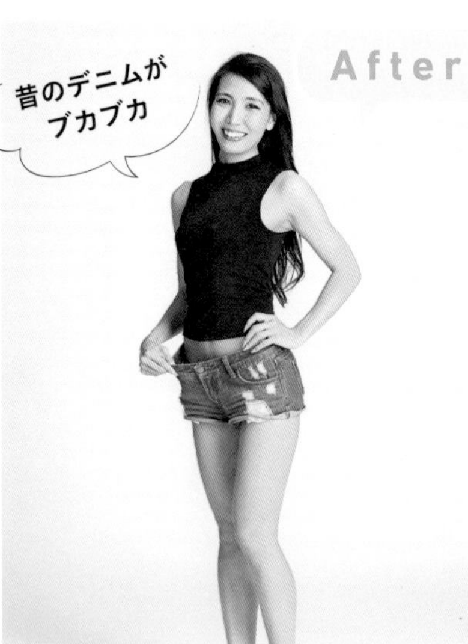

Before
リバウンドを繰り返していたころ

それだけ？　と驚くかもしれませんが、
15年間もリバウンドを繰り返していた私が
3か月で17kgの減量をラクラク達成。
Instagramでプロセスを公開したところ
コメントが殺到して
まさに人生が変わったダイエットです。
糖質制限で失敗した生徒さんも、
続々と理想のカラダを手に入れています。
毎日の糖質摂取量に
メリハリをつければカラダは変わる。
次に人生を変えるのはあなたの番です！

ごはんの量を
日替わりで変えるだけだから簡単！

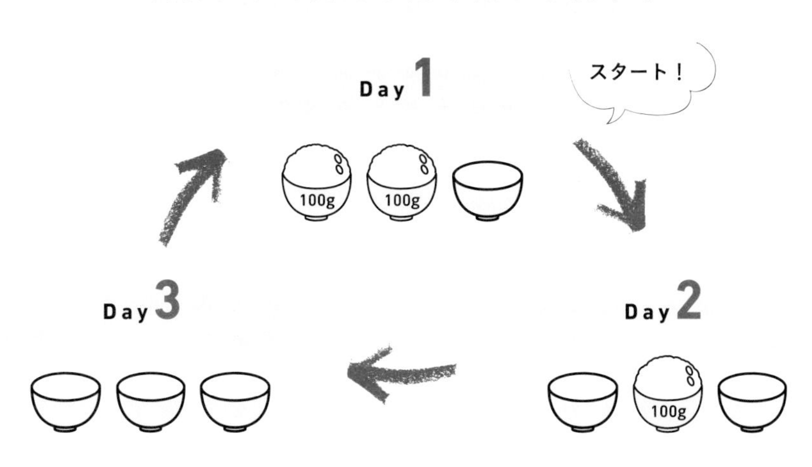

糖質のメリハリ食べはうれしいことがいっぱい！
「3Days糖質オフダイエット」で効率よくやせるわけ

メリハリをつけて糖質をとることで脂肪の燃えやすいカラダになる

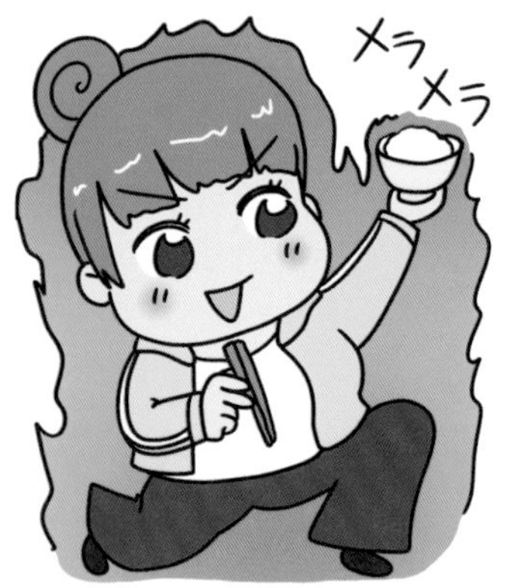

3日に一度主食をとらない日をつくることで、糖質を代謝するインスリンと、インスリンを分泌するすい臓が休息。リセットすることで脂肪を燃やしやすい状態が整います。

糖質とりすぎのデブ食習慣を見直せる

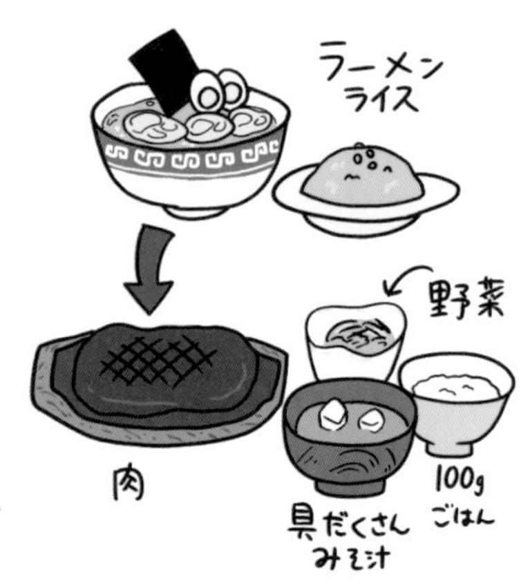

カレーやパスタ、ラーメンなど糖質に偏った食事が、おデブの原因です。糖質の代わりにたんぱく質をしっかりととる、やせ食べ習慣にチェンジ！

糖質を適量とるので糖質飢餓のストレスはナシ！

3日に一度はごはんを2杯食べてOK！　ガマンしなくていいのでストレス爆発からのドカ食い＆リバウンドを防ぐことができます。

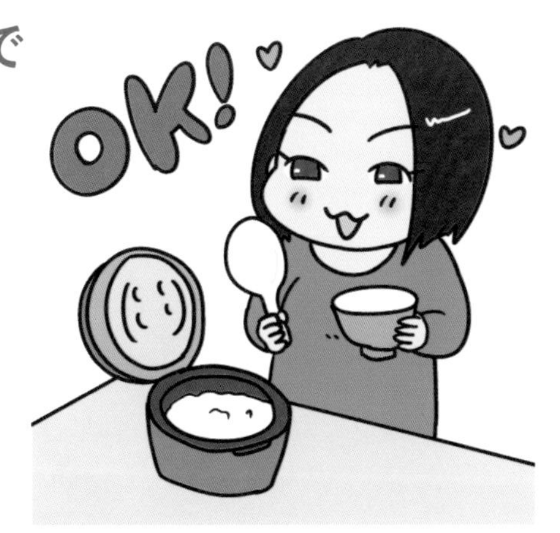

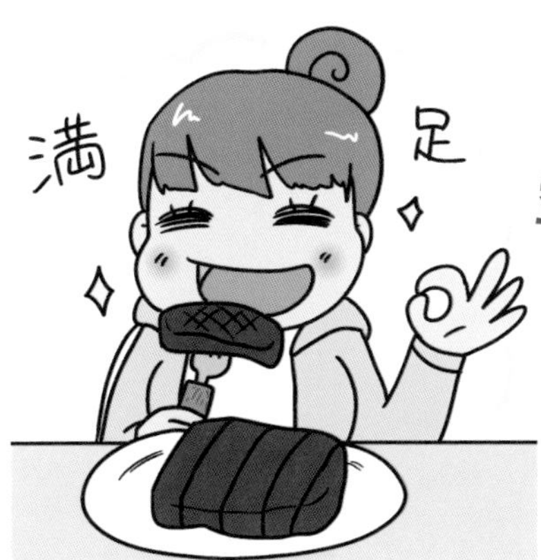

たんぱく質をしっかりとるから空腹知らず

たんぱく質のおかずはしっかり食べても大丈夫。肉や魚のおかずは食べ応えがあり腹持ちもいいので、満腹感を得ながらやせられます。

糖質依存から抜け出せて必要以上の甘いものはほしくなくなる

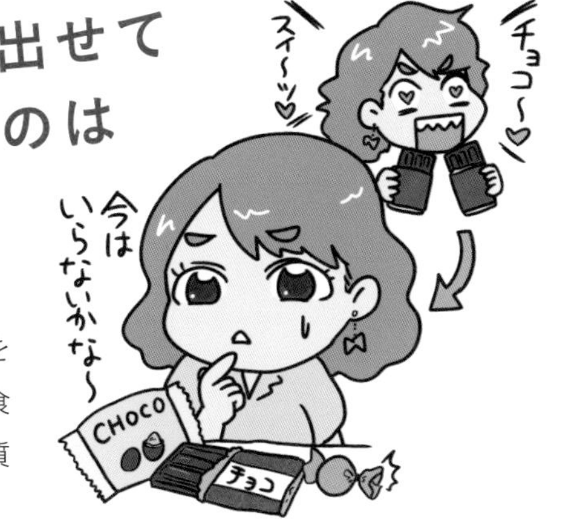

糖質をとると脳は麻薬と同種の快感を覚え、中毒状態に。3日に一度の主食断ちを繰り返すことで、少しずつ糖質依存から脱出できます。

〈マンガ1〉はじめましてＪＵＮです

はじめまして
ボディメイカーＪＵＮです
私のダイエット遍歴を
たどりつつ自己紹介
しますね
身長
168㎝
しなやか～
細い
私のダイエッター
人生のはじまりは
中学生のとき…
キャ
ワイワイ
キレ～
ＪＵＮ
14歳
ワハハハ
バンバン
…
じゅんちゃんって
すごいおもしろい
顔で笑うね…
by美人の友人
ピシッ
この一言から
万年ダイエッター
人生がスタート
そんな変な顔？
丸いから？
デブだから？
やせる
簡単
ビール酵母
スリム9000
¥3980
これを
試して絶対
やせてやる！
やせます！

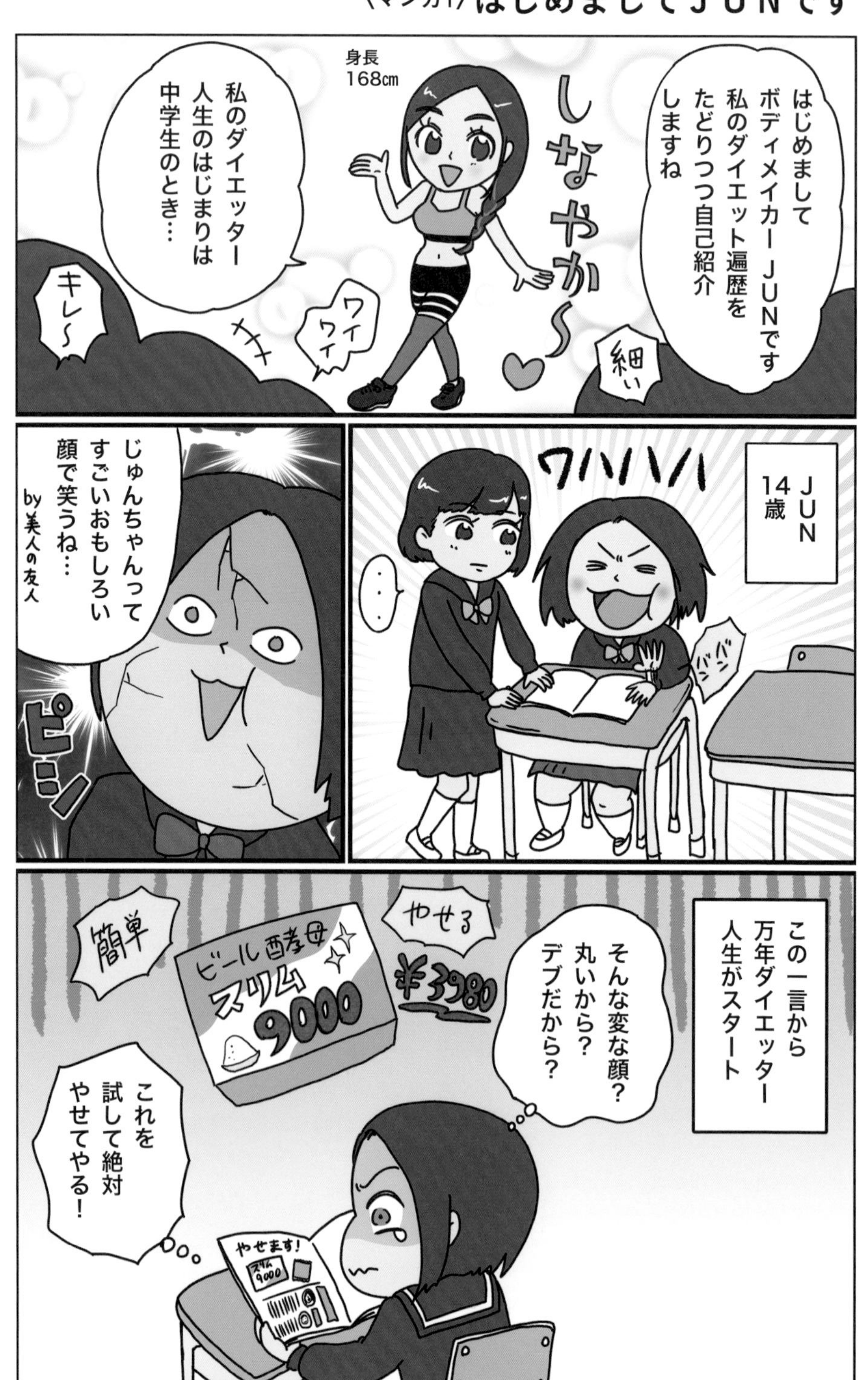

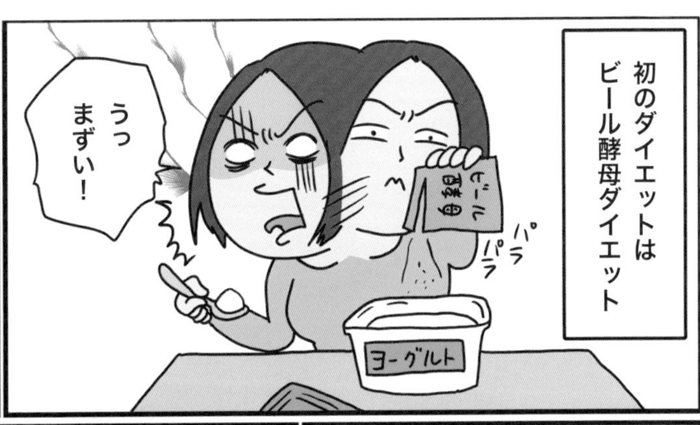
初のダイエットは
ビール酵母ダイエット
ビール酵母
パラ
パラ
うっ
まずい！
ヨーグルト

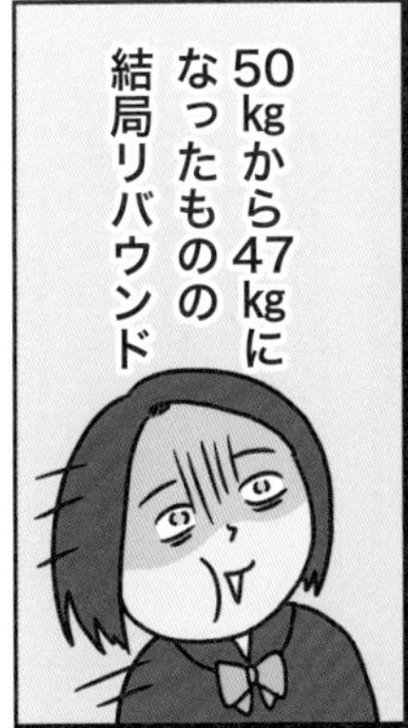
50kgから47kgに
なったものの
結局リバウンド

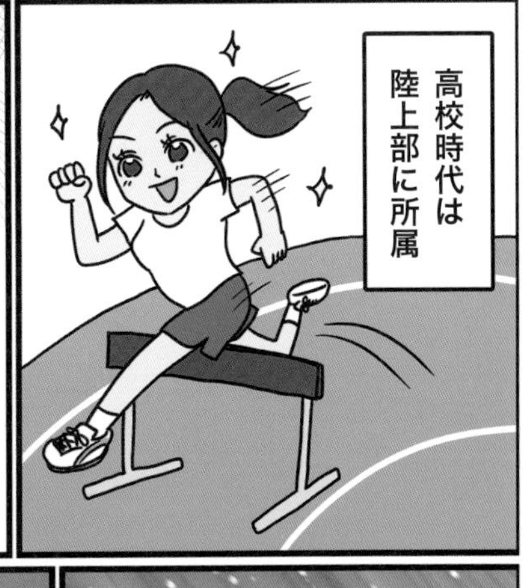
高校時代は
陸上部に所属

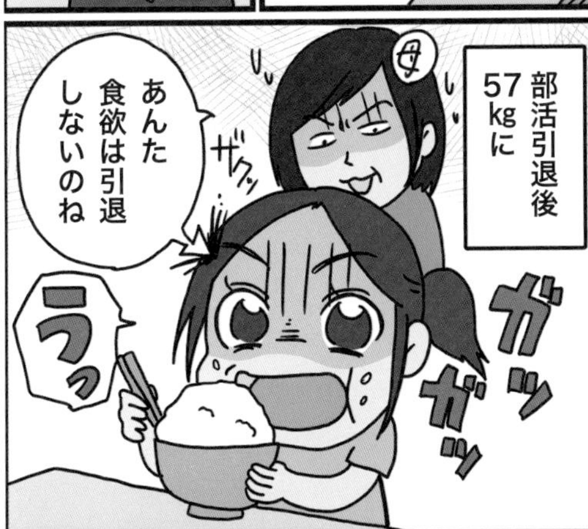
部活引退後
57kgに
母
あんた
食欲は引退
しないのね
ザクッ
うっ
ガツ
ガツ

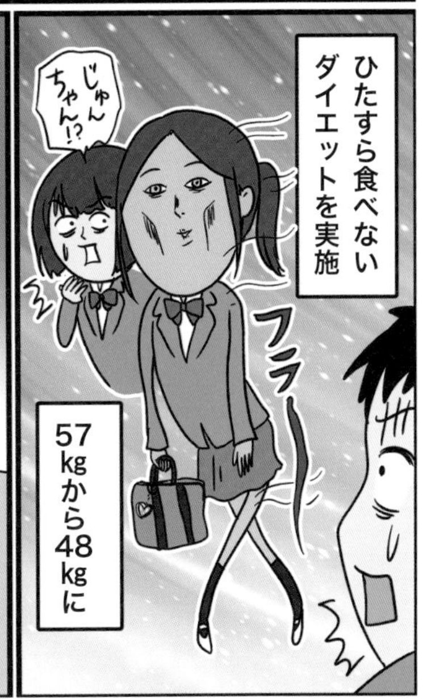
ひたすら食べない
ダイエットを実施
じゅんちゃん!?
フラ
57kgから48kgに

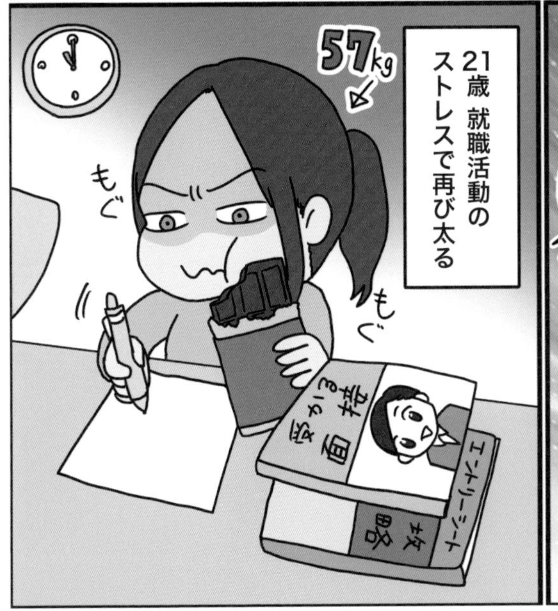
21歳 就職活動の
ストレスで再び太る
57kg
もぐ
もぐ
エントリーシート
攻略

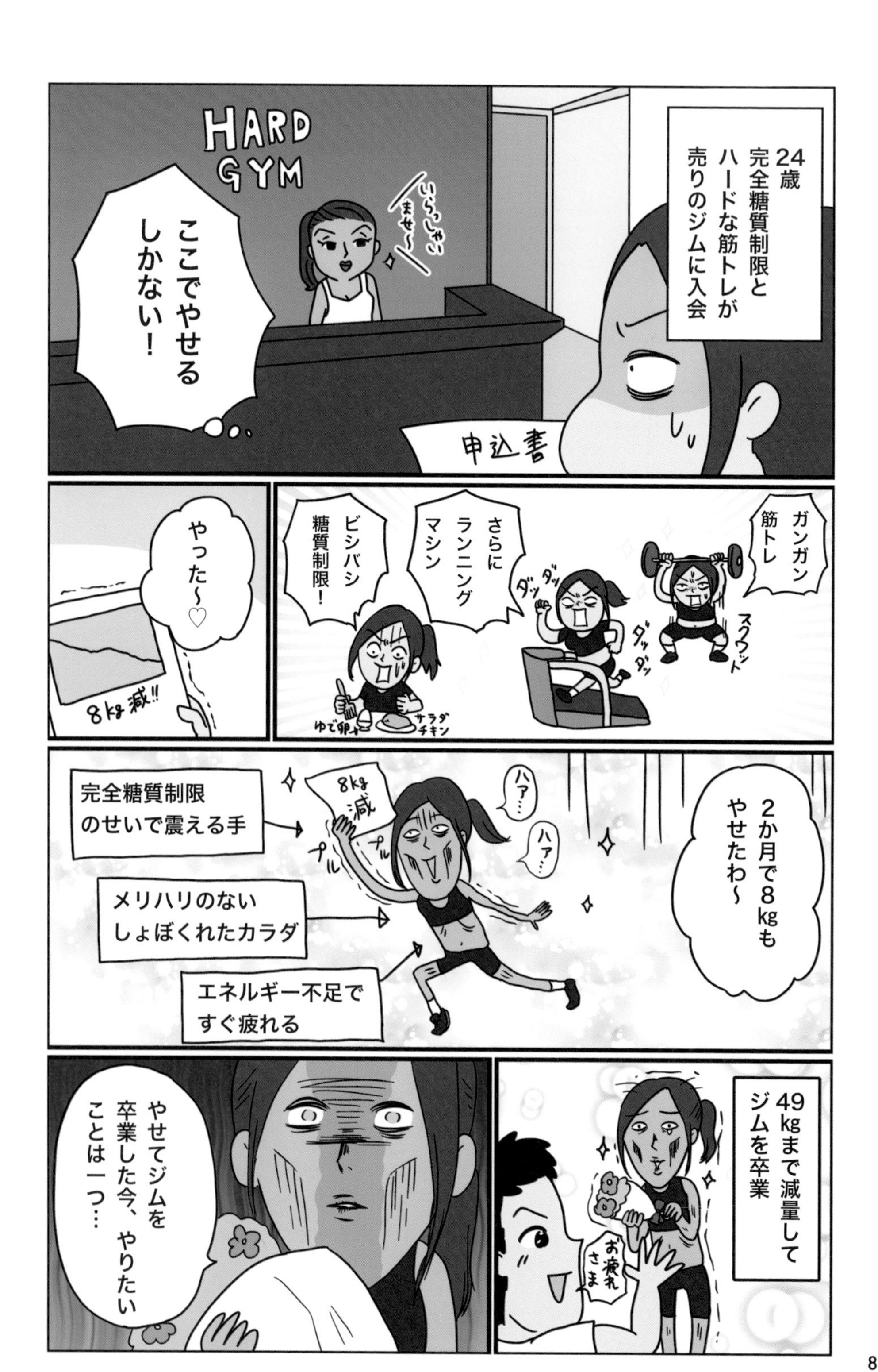
24歳
完全糖質制限と
ハードな筋トレが
売りのジムに入会
HARD
GYM
いらっしゃいませ〜
ここでやせる
しかない！
申込書
ガンガン
筋トレ
スクワット
ダッダッ
ダッダッ
さらに
ランニング
マシン
ビシバシ
糖質制限！
ゆで卵
サラダチキン
やった〜♡
8kg減!!
2か月で8kgも
やせたわ〜
ハァ…
ハァ…
8kg減
プル
プル
完全糖質制限
のせいで震える手
メリハリのない
しょぼくれたカラダ
エネルギー不足で
すぐ疲れる
49kgまで減量して
ジムを卒業
お疲れさま
やせてジムを
卒業した今、やりたい
ことは一つ…

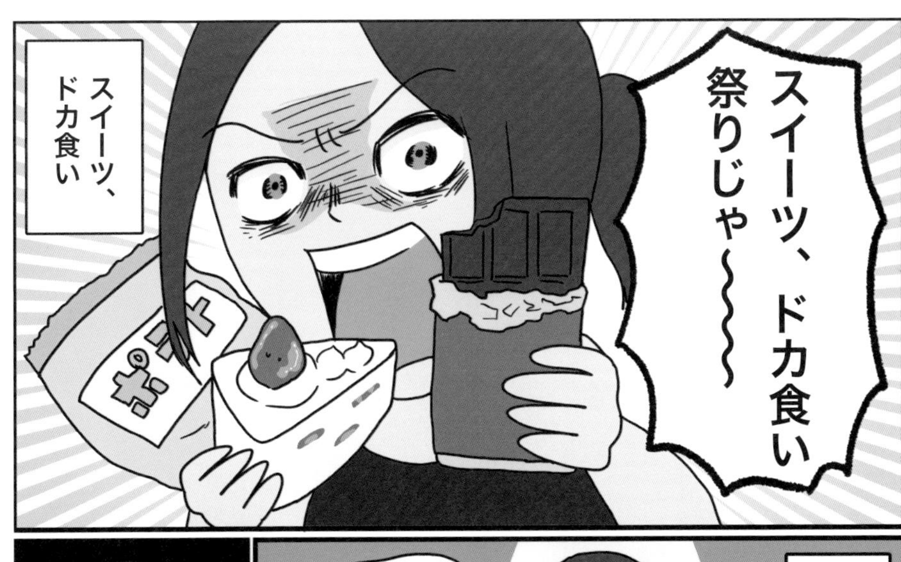
スイーツ、ドカ食い祭りじゃ〜〜〜
スイーツ、ドカ食い

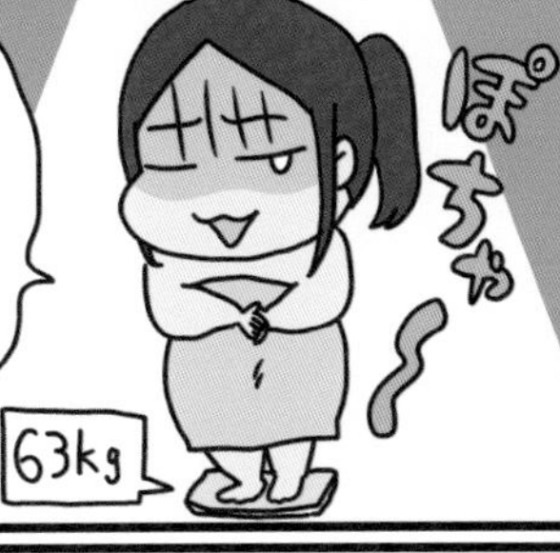
その結果半年後には…
ぽちゃ
キツかったジムの2か月はなんだったんだ…
63kg

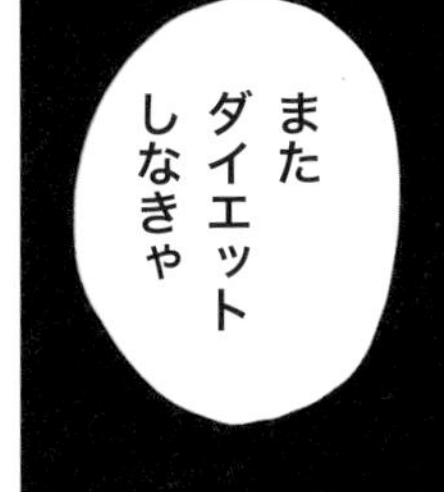
またダイエットしなきゃ

その後、数々のダイエットにトライしてはリバウンドを繰り返し…

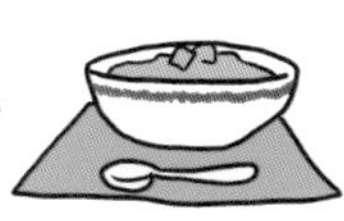
シリアルだけ
キャベツだけ

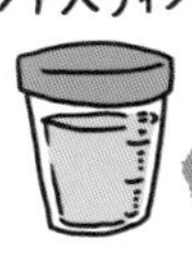
酵素ドリンクだけでファスティング

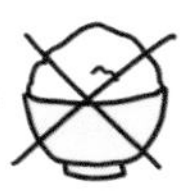
もう1回完全糖質制限

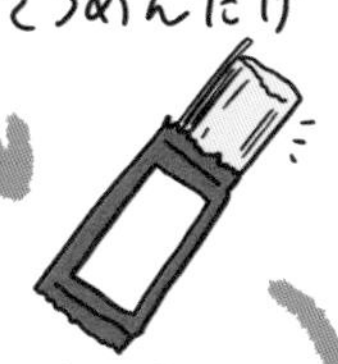
そうめんだけ

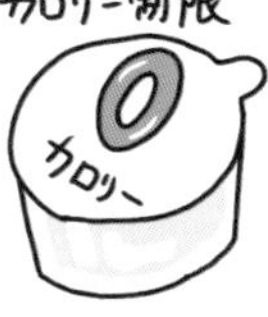
やっぱりカロリー制限
カロリー
ジムで鍛えまくり
28歳のとき…

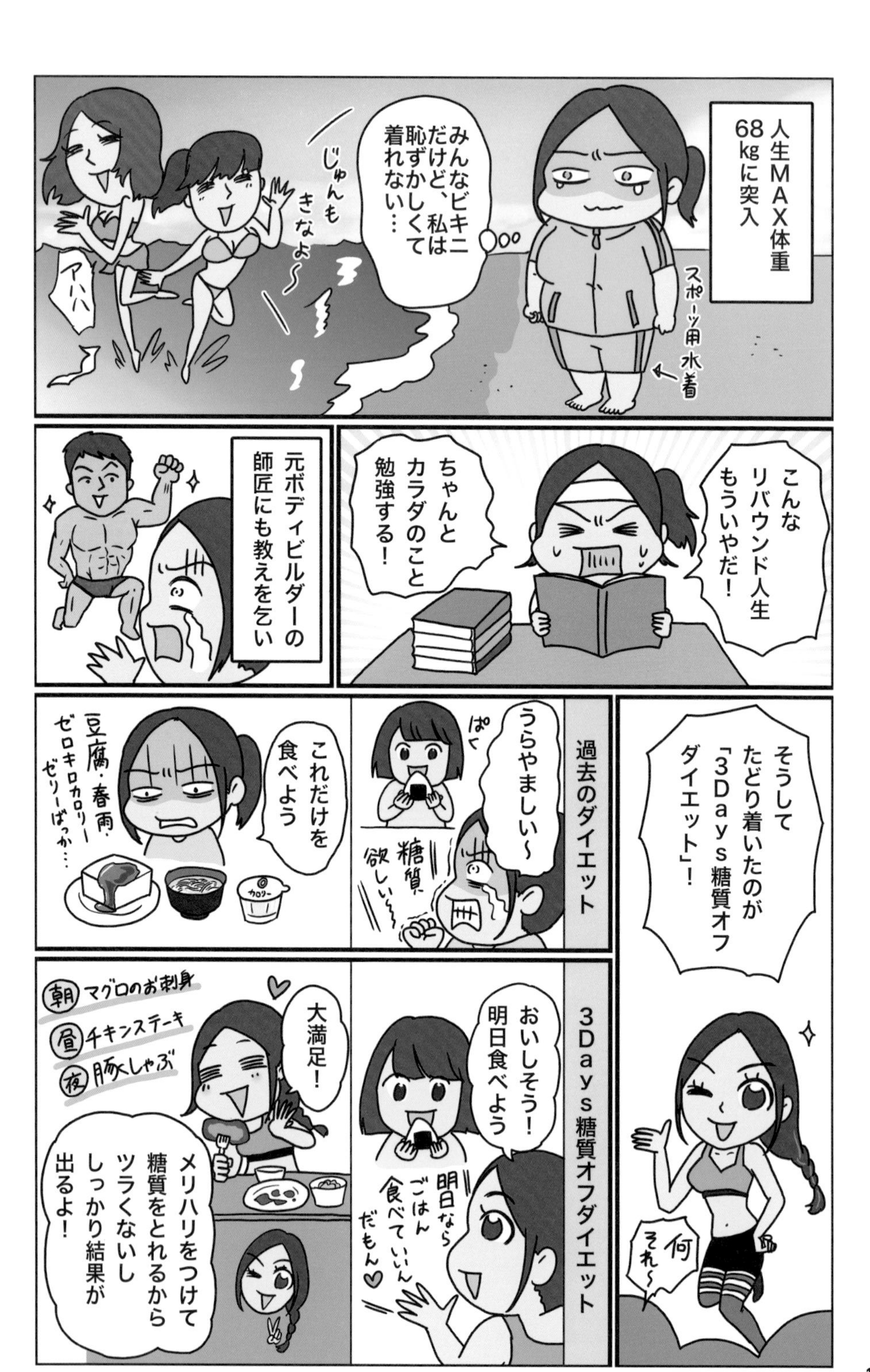
人生MAX体重68kgに突入
スポーツ用水着
みんなビキニだけど、私は恥ずかしくて着れない…
じゅんもきなよ～
アハハ
こんなリバウンド人生もういやだ！
ちゃんとカラダのこと勉強する！
元ボディビルダーの師匠にも教えを乞い
そうしてたどり着いたのが「3Days糖質オフダイエット」！
何それ～
過去のダイエット
うらやましい～
ぱく
糖質欲しい～
これだけを食べよう
豆腐・春雨・ゼロキロカロリーゼリーばっか…
0カロリー
3Days糖質オフダイエット
おいしそう！明日食べよう
明日ならごはん食べていいんだもん
大満足！
朝 マグロのお刺身
昼 チキンステーキ
夜 豚しゃぶ
メリハリをつけて糖質をとれるからツラくないししっかり結果が出るよ！

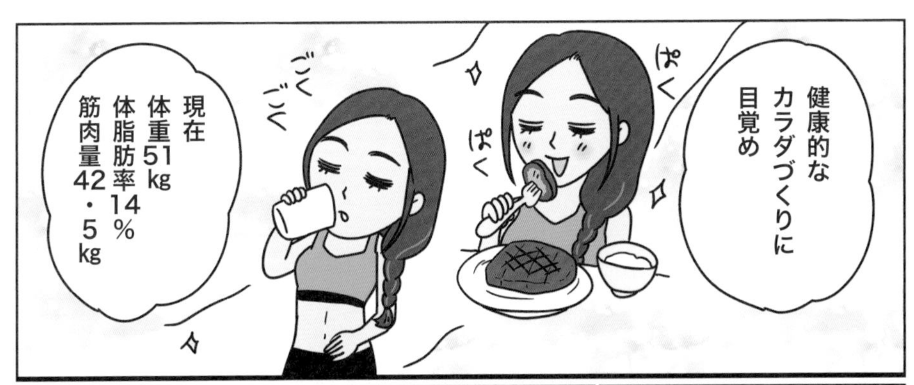
健康的なカラダづくりに目覚め
ぱく
ぱく
ごく
ごく
現在
体重51kg
体脂肪率14%
筋肉量42・5kg

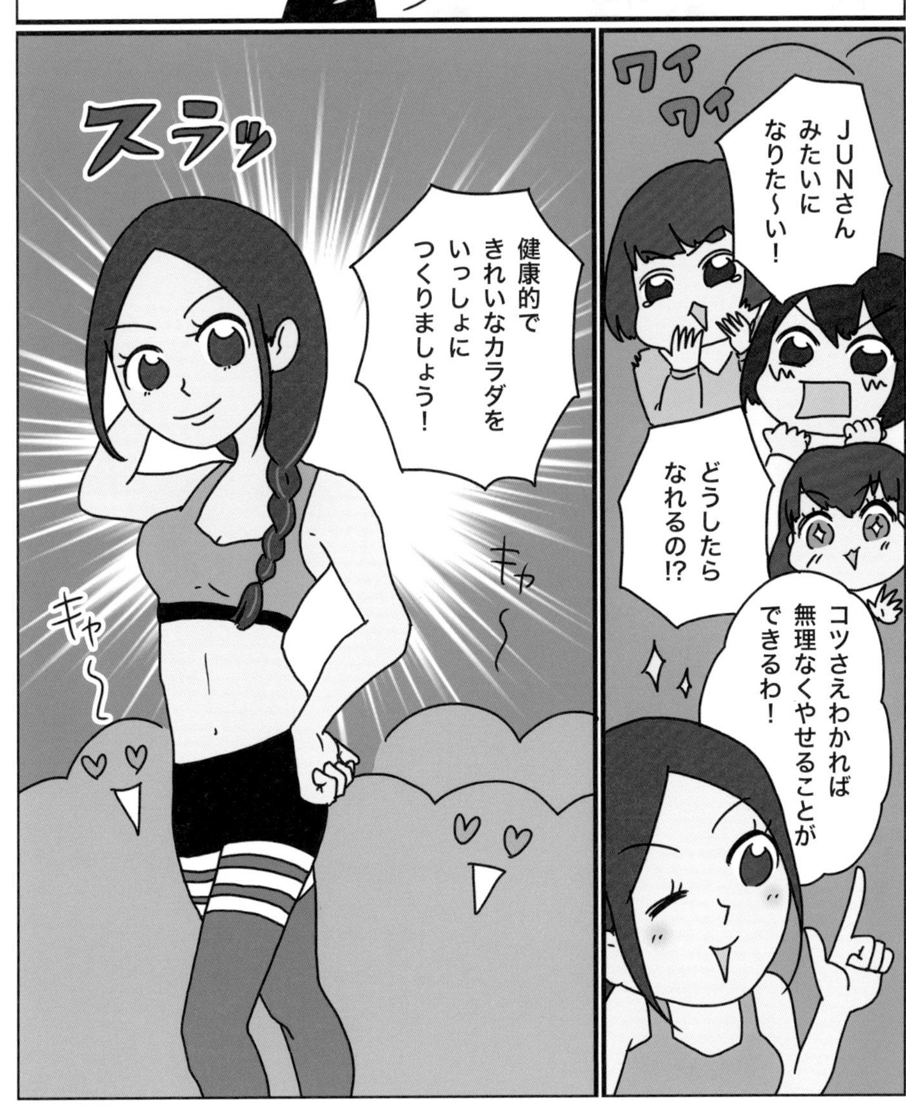
ワイ
ワイ
JUNさんみたいになりた〜い！
どうしたらなれるの!?
コツさえわかれば無理なくやせることができるわ！
スラッ
健康的できれいなカラダをいっしょにつくりましょう！
キャ〜
キャ〜

目次

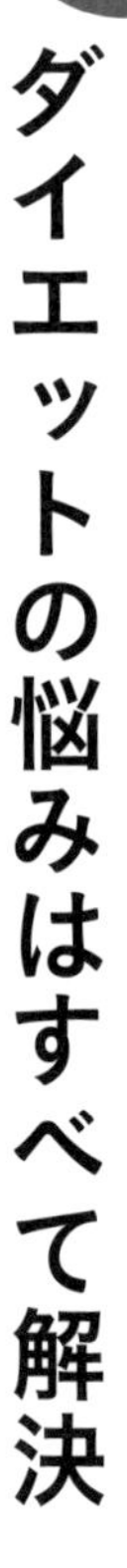

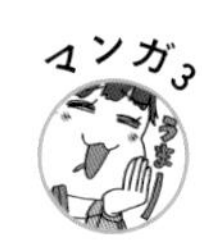
マンガ3

3Days糖質オフ大成功体験談

・この書籍は2019年に刊行した「ダイエットに失敗してきた私がやせた 3Days 糖質オフダイエット」に一部修正を加えた新装版です。

・「3Days 糖質オフダイエット」は健康な人を対象にしたダイエット方法です。生活習慣病やその予備軍を指摘されている人は、医師に相談のうえ行ってください。

・「3Days 糖質オフダイエット」の実施は、3か月以内にとどめてください。

・食品の栄養価は食品成分表7訂、『目で見る食品糖質量データブック』（学研プラス）、一部市販品のデータを参照しています。

・紹介している商品の情報は2019年6月3日現在のものです。

＼専用Webページでチェック！／

3Days糖質オフダイエットに役立つレシピを公開！

3Days糖質オフダイエットは、食事を我慢することなく
続けられるのが特徴ですが、
これまで食べる量が多かった人はお悩みが出てくることも。

ごはん1杯
100g以上
食べたい！

ごはんだけでなく、
パンや麺類も
楽しみたい

しっかり
たんぱく質がとれる
おかずが知りたい

こってり味の
おかずが恋しい…

など、3Days糖質オフダイエットを行う中で
出てくるお悩みに対応するスペシャルレシピを
専用webページで公開しています。

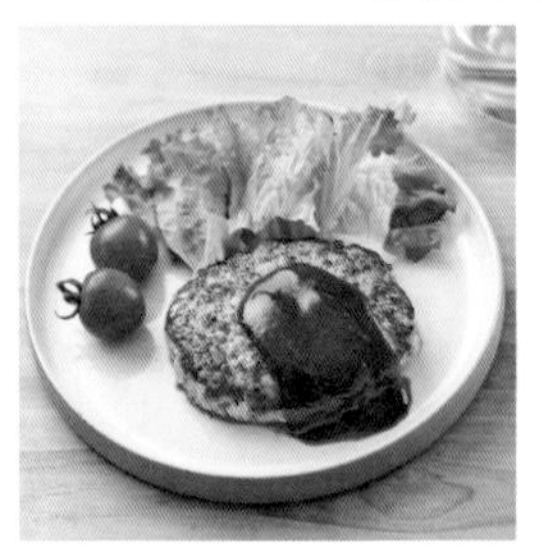
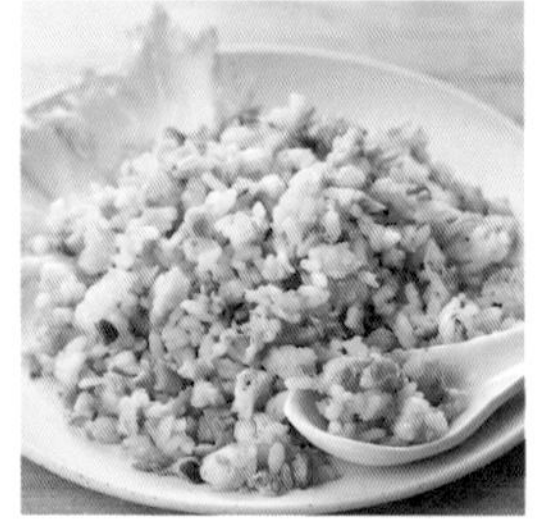
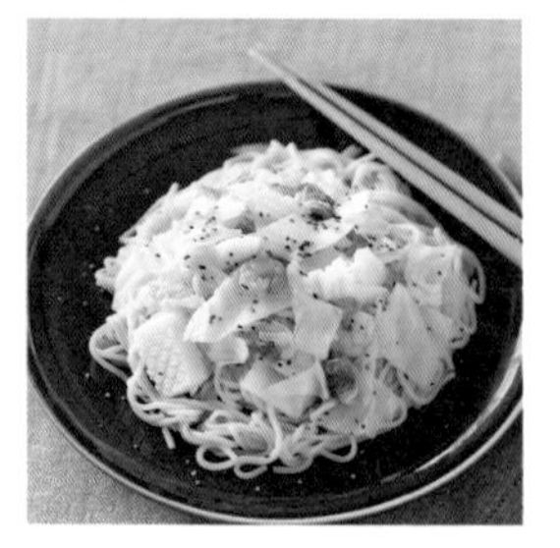

下記のURLまたは二次元コードから
専用ページにアクセスしてご覧ください。▶▶▶▶

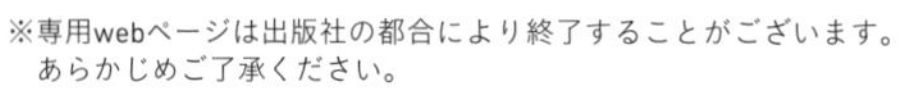
https://gakken-ep.jp/extra/3days-recipe-jun/

※専用webページは出版社の都合により終了することがございます。
あらかじめご了承ください。

第1章

3Days糖質オフでやせるわけ

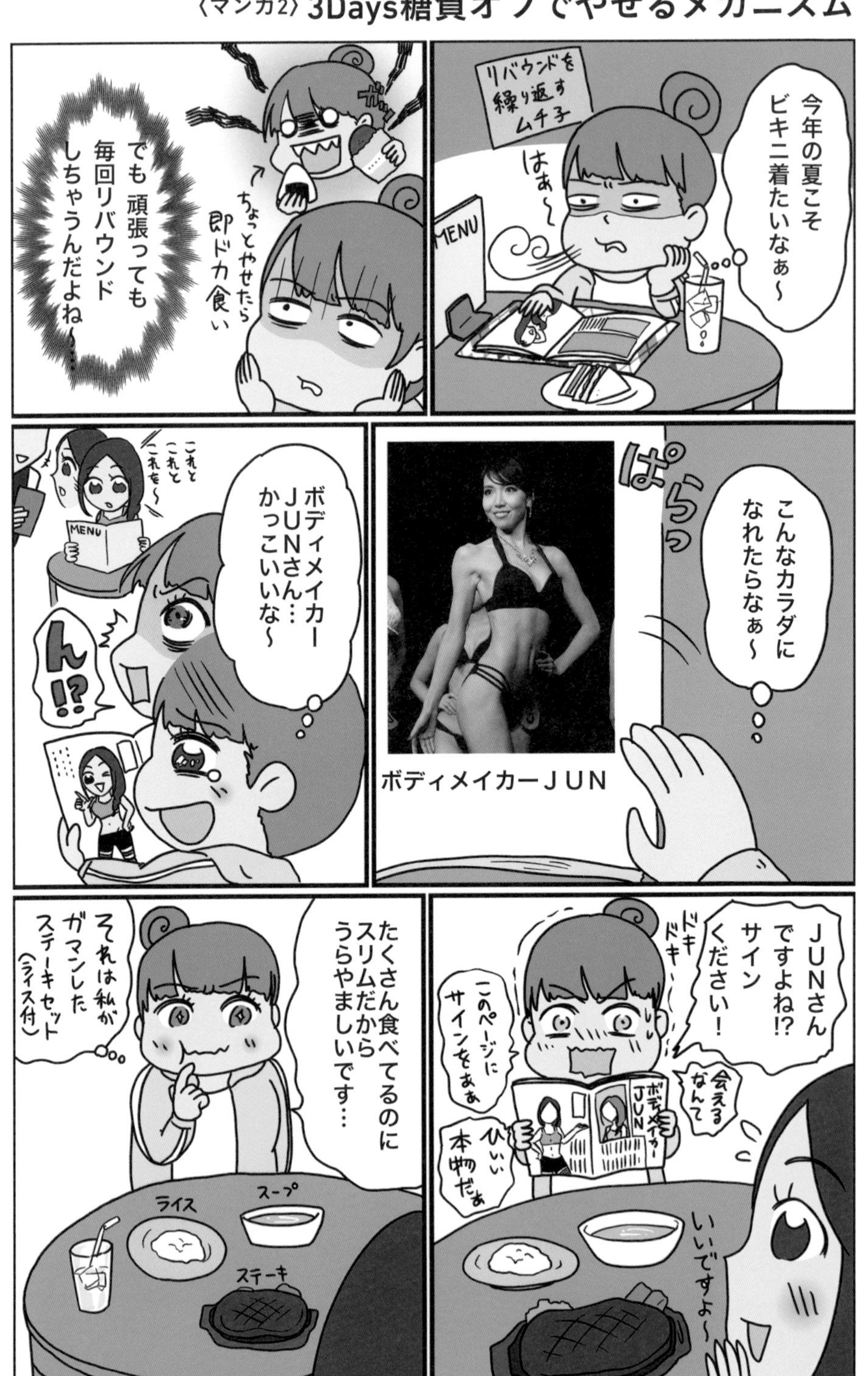
リバウンドを
繰り返す
ムチ子
今年の夏こそ
ビキニ着たいなぁ〜
はぁ〜
MENU
ガッ
ちょっとやせたら
即ドカ食い
でも 頑張ってても
毎回リバウンド
しちゃうんだよね〜…
ぱらっ
こんなカラダに
なれたらなぁ〜
ボディメイカーJUN
ボディメイカー
JUNさん…
かっこいいな〜
これと
これと
これを〜
MENU
ん!?
JUNさん
ですよね!?
サイン
ください!
ドキ
ドキ〜
このページに
サインをぁぁ
ボディメイカー
JUN
会える
なんて
ひぃぃ
本物だぁ
いいですよ〜
たくさん食べてるのに
スリムだから
うらやましいです…
それは私が
ガマンした
ステーキセット
(ライス付)
ライス
スープ
ステーキ

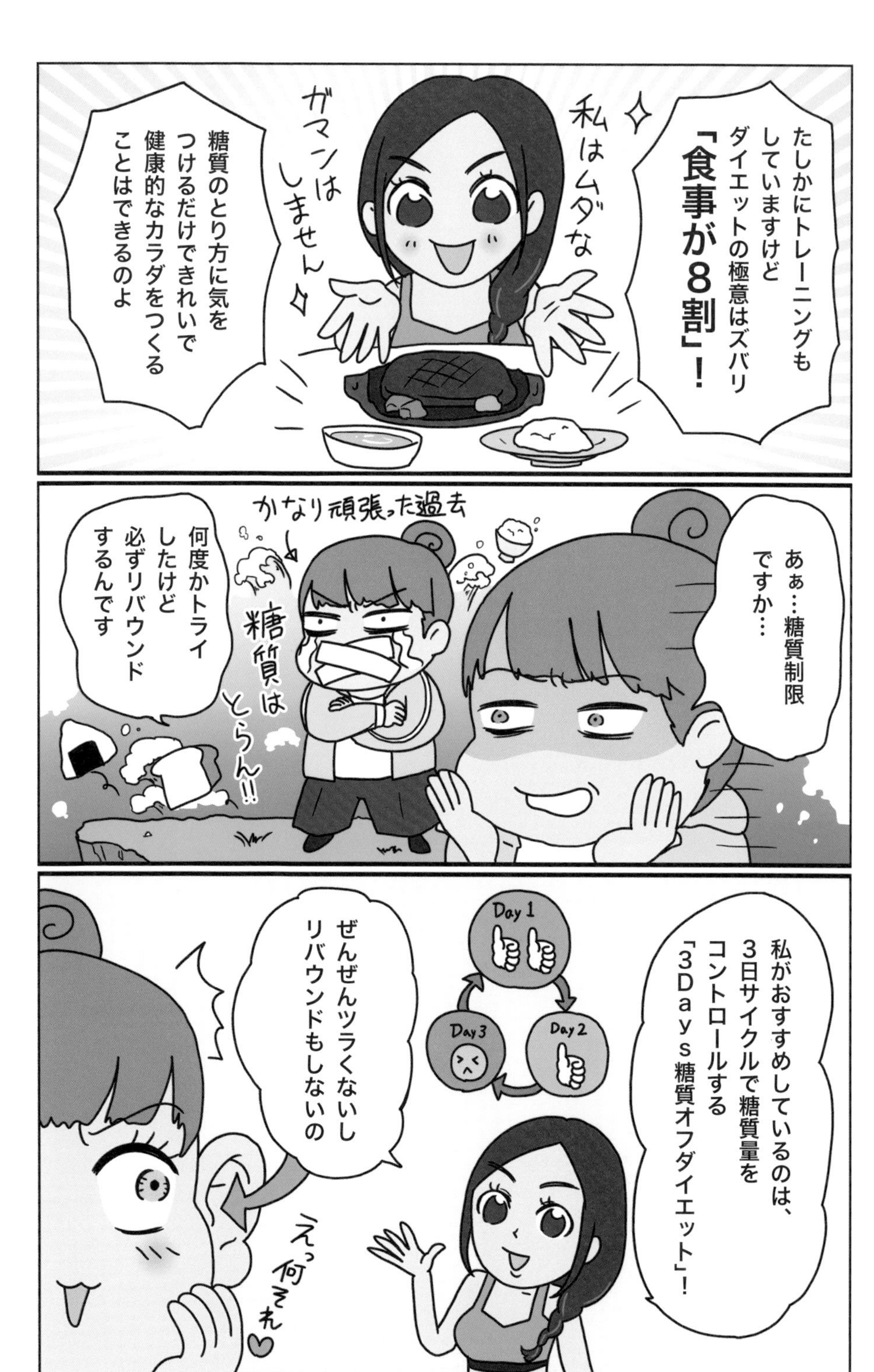
たしかにトレーニングもしていますけどダイエットの極意はズバリ「食事が8割」！
私はムダな
ガマンはしません
糖質のとり方に気をつけるだけできれいで健康的なカラダをつくることはできるのよ
あぁ…糖質制限ですか…
かなり頑張った過去
糖質はとらん!!
何度かトライしたけど必ずリバウンドするんです
私がおすすめしているのは、3日サイクルで糖質量をコントロールする「3Days糖質オフダイエット」！
Day 1
Day 2
Day 3
ぜんぜんツラくないしリバウンドもしないの
えっ何それ

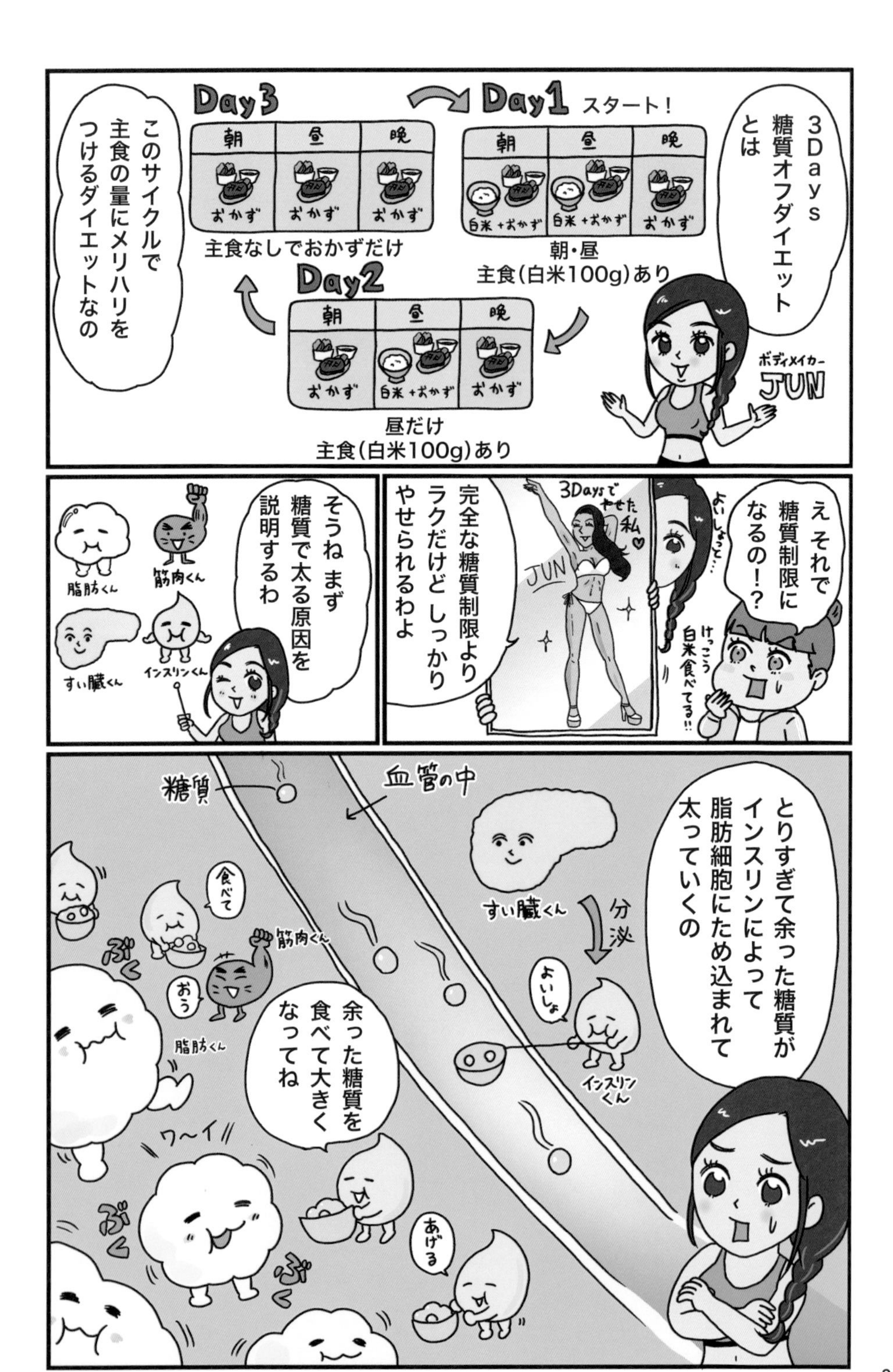
3Days
糖質オフダイエット
とは
Day1 スタート！
朝
昼
晩
白米＋おかず
白米＋おかず
おかず
朝・昼
主食(白米100g)あり
Day2
朝
昼
晩
おかず
白米＋おかず
おかず
昼だけ
主食(白米100g)あり
Day3
朝
昼
晩
おかず
おかず
おかず
主食なしでおかずだけ
このサイクルで
主食の量にメリハリを
つけるダイエットなの
ボディメイカー
JUN
え それで
糖質制限に
なるの！？
けっこう
白米食べてる!!
よいしょっと…
3Daysでやせた私
JUN
完全な糖質制限より
ラクだけど しっかり
やせられるわよ
そうね まず
糖質で太る原因を
説明するわ
筋肉くん
脂肪くん
すい臓くん
インスリンくん
とりすぎて余った糖質が
インスリンによって
脂肪細胞にため込まれて
太っていくの
血管の中
糖質
すい臓くん
分泌
よいしょ
インスリンくん
食べて
筋肉くん
おう
ぶく
脂肪くん
余った糖質を
食べて大きく
なってね
ワ～イ
ぶく
ぶく
あげる

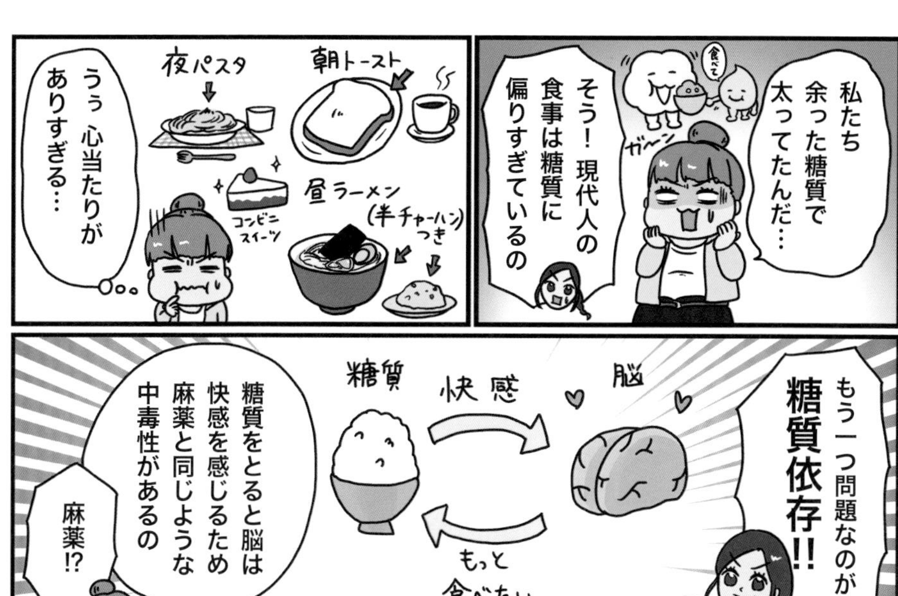
私たち
余った糖質で
太ってたんだ…
ガーン
食べて
そう！ 現代人の
食事は糖質に
偏りすぎているの
朝トースト
夜パスタ
昼ラーメン
(半チャーハンつき)
コンビニスイーツ
うぅ 心当たりが
ありすぎる…

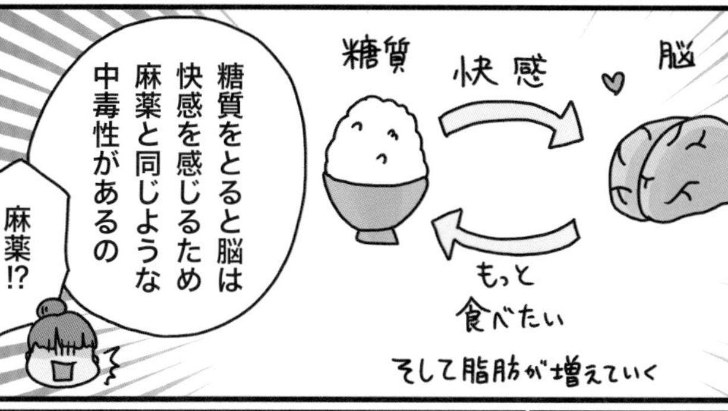
もう一つ問題なのが
糖質依存!!
脳
糖質
快感
もっと食べたい
そして脂肪が増えていく
糖質をとると脳は
快感を感じるため
麻薬と同じような
中毒性があるの
麻薬!?

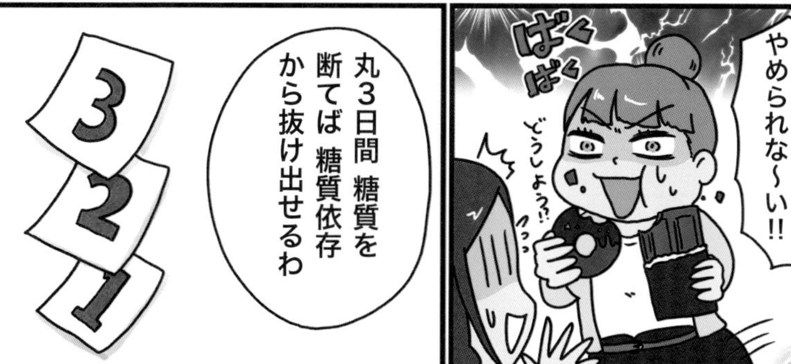
ばくばく
たしかに
やめられな〜い!!
どうしよう?!
丸3日間 糖質を
断てば 糖質依存
から抜け出せるわ
3
2
1

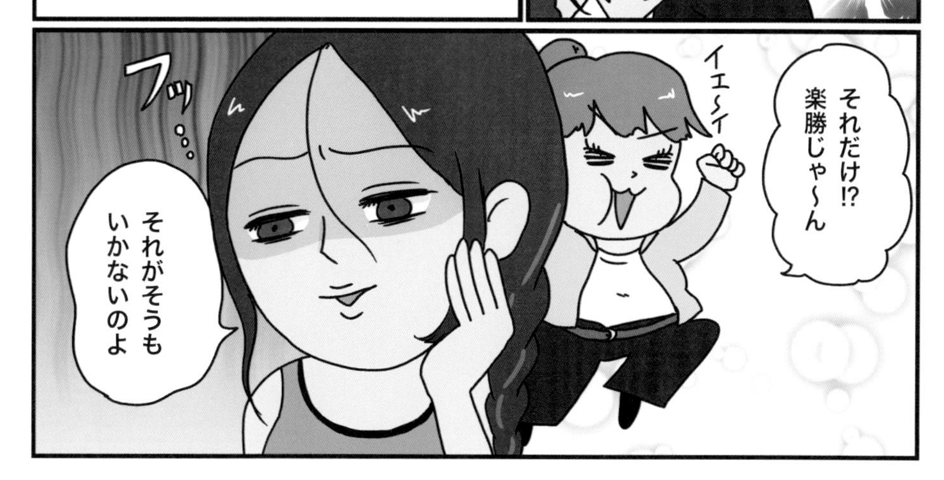
それだけ!?
楽勝じゃ〜ん
イエ〜イ
フッ
それがそうも
いかないのよ

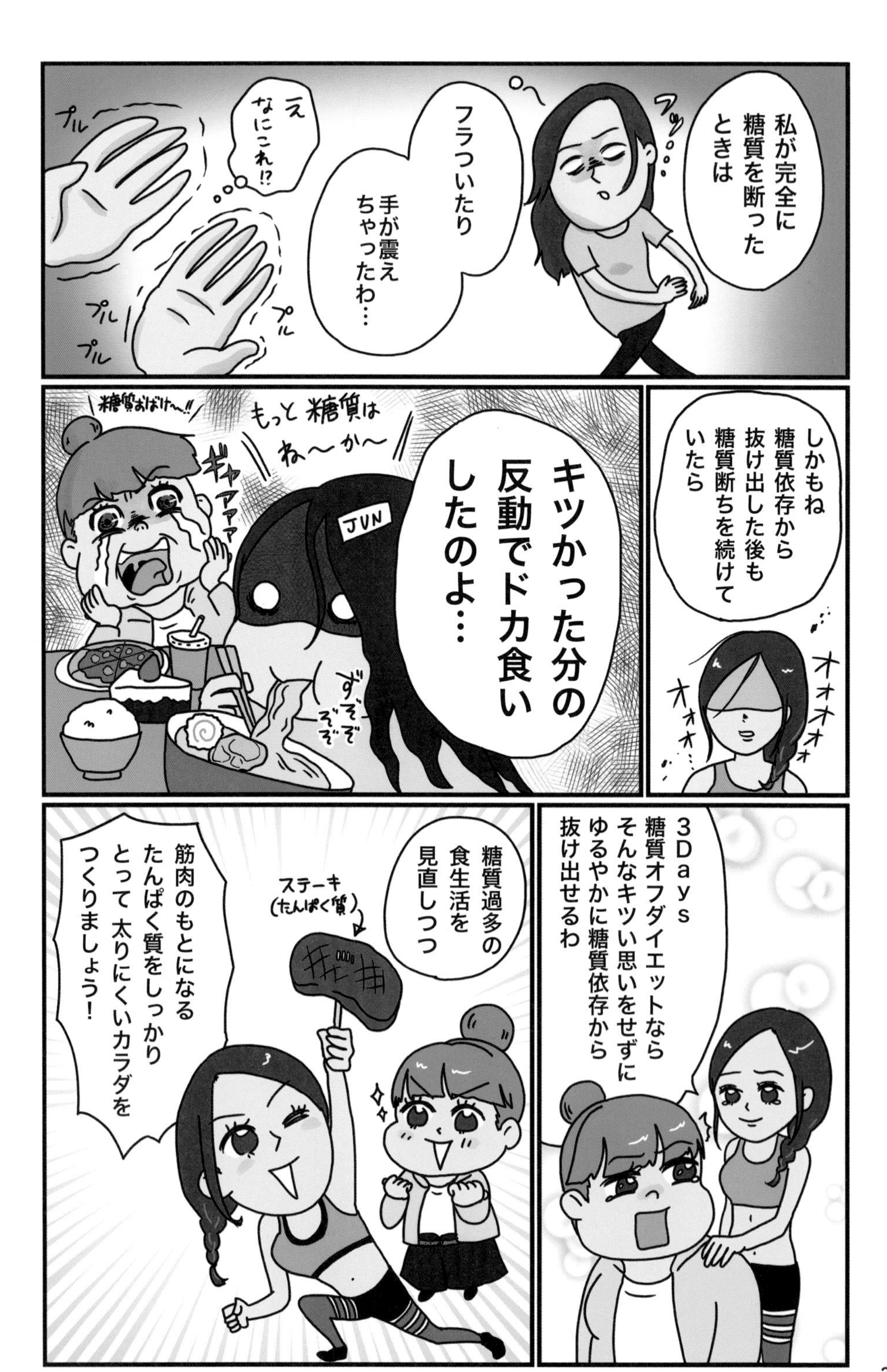
私が完全に糖質を断ったときは
フラフラ
フラついたり
手が震えちゃったわ…
え　なにこれ!?
プル
プル
プル
プル
しかもね　糖質依存から抜け出した後も糖質断ちを続けていたら
オォオオォ
オォオ…
キツかった分の反動でドカ食いしたのよ…
もっと糖質はね～か～
JUN
糖質おばけ～!!
ギャアアア
ずぞぞぞ
3Days糖質オフダイエットならそんなキツい思いをせずにゆるやかに糖質依存から抜け出せるわ
糖質過多の食生活を見直しつつ
筋肉のもとになるたんぱく質をしっかりとって太りにくいカラダをつくりましょう!
ステーキ（たんぱく質）

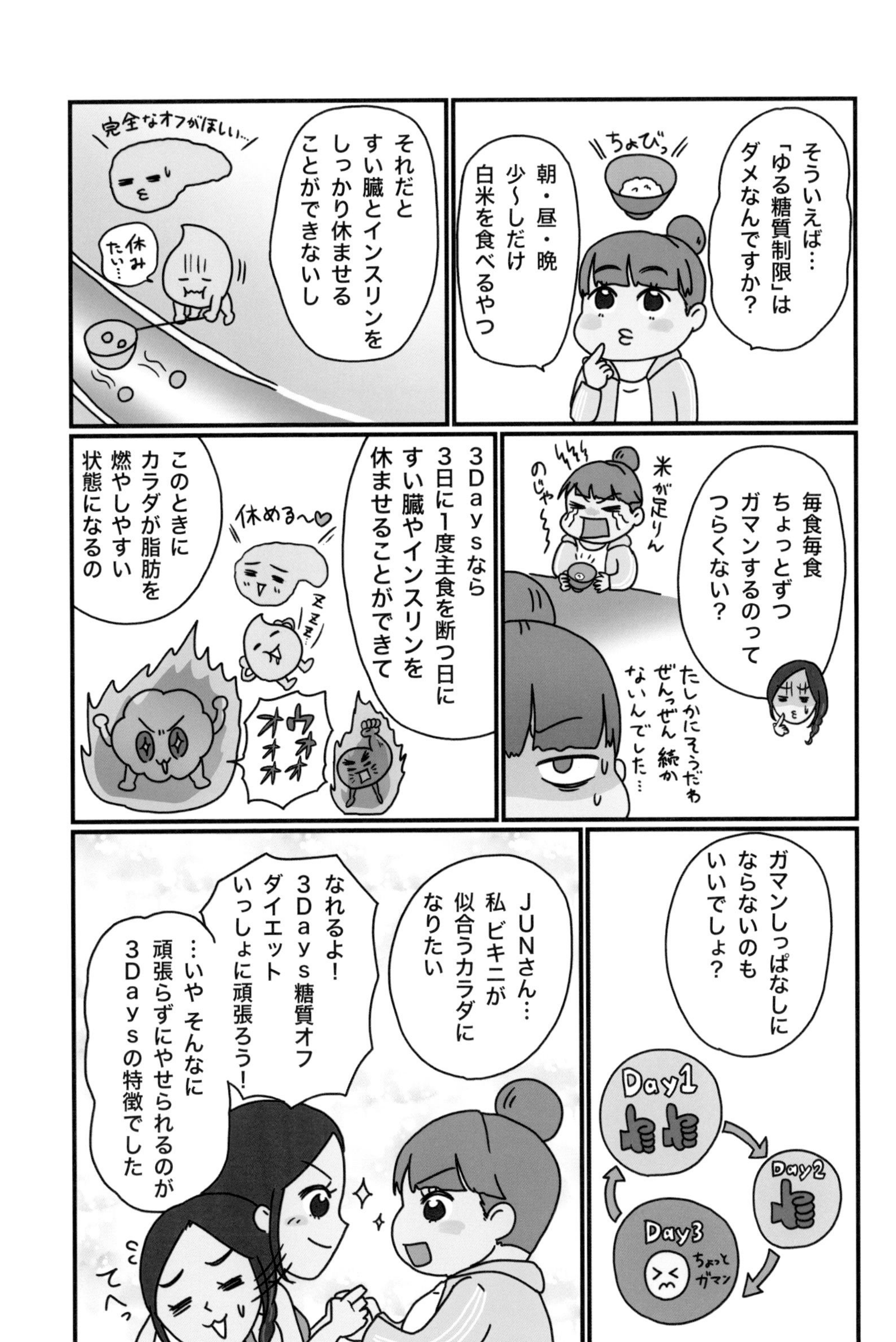

そういえば…「ゆる糖質制限」はダメなんですか？
ちょびっ
朝・昼・晩 少～しだけ白米を食べるやつ
それだと すい臓とインスリンを しっかり休ませることができないし
完全なオフがほしい…
休みたい…
毎食毎食 ちょっとずつガマンするのってつらくない？
米が足りん
のじゃ～
たしかにそうだわ ぜんっぜん続かないんでした…
3Daysなら 3日に1度主食を断つ日に すい臓やインスリンを休ませることができて
休める～♡
ウオオオオオオ
このときに カラダが脂肪を燃やしやすい状態になるの
ガマンしっぱなしにならないのも いいでしょ？
Day1
Day2
Day3
ちょっとガマン
JUNさん… 私ビキニが似合うカラダになりたい
なれるよ！ 3Days糖質オフダイエット いっしょに頑張ろう！
…いや そんなに頑張らずにやせられるのが 3Daysの特徴でした
てへっ

「3Days糖質オフダイエット」のやり方

ルールはたったの3つです。まずはごはんの量。一日目は朝と昼に1杯ずつ、2日目は昼に1杯、3日目はごはんなしでおかずだけ。この3日サイクルを繰り返します。ごはん1杯は100gになるように計量しましょう。茶わん8分目くらいの量です。

2つ目はごはん以外の高糖質食材を避けること。いくらごはんを制限しても、代わりにパンやスイーツを食べては意味がありません。小麦粉をたっぷり使った料理やじゃがいもは避けて。ごはん以外の糖質を一食10~20g以内に抑えるのが理想です。

3つ目はたんぱく質をしっかりとること。肉や魚をガッツリ食べましょう。

「3Days糖質オフ」は無理なく続けられるダイエットですが、続けるのは3か月まで。その後も糖質控えめの食生活を続ければ、リバウンドせず体形をキープできます！

「3Days 糖質オフダイエット」のルール

ルールは「ごはんの量」「高糖質食材を避ける」「たんぱく質をしっかりとる」。この３つを守り理想の体形を目指しましょう。

一日に食べるごはんの量を2杯→1杯→0杯と日替わりで変える

ごはんは朝食と昼食に1杯ずつ→昼食に１杯→主食なしでおかずだけという３日サイクルを繰り返す。ごはんの量は１杯100gになるように計って、正確な量を食べること。ごはん100ｇで糖質量はおよそ40ｇになる。

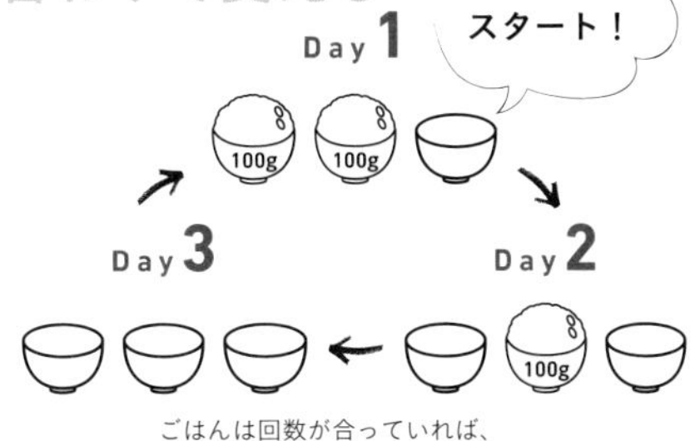

ごはんは回数が合っていれば、
食べるタイミングがズレてもＯＫ。

高糖質な NG 食材を避ける

ごはん以外からとる糖質量は１食10〜20ｇ以内に抑えたい。そのために、小麦粉を使った料理やお菓子など、高糖質な食材は食べないこと。果物も食べすぎはNG。清涼飲料水は一気に血糖値を上げるのでダイエット中は禁止！

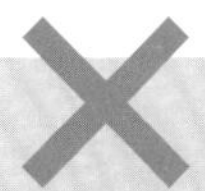

NG 食材

- 小麦粉（パン、パスタ、うどんなど）
- お菓子（スイーツ、スナック菓子、おせんべいなど）
- 清涼飲料水
- じゃがいも
- 果物

毎日たんぱく質をたっぷりとる

糖質の代わりに肉や魚の動物性たんぱく質をとるのが決まり。理想摂取量は体重×1.5g。体重50kgの人なら75gになる。肉の重量75g＝たんぱく質75gではないので注意。たんぱく質量を計算しよう。

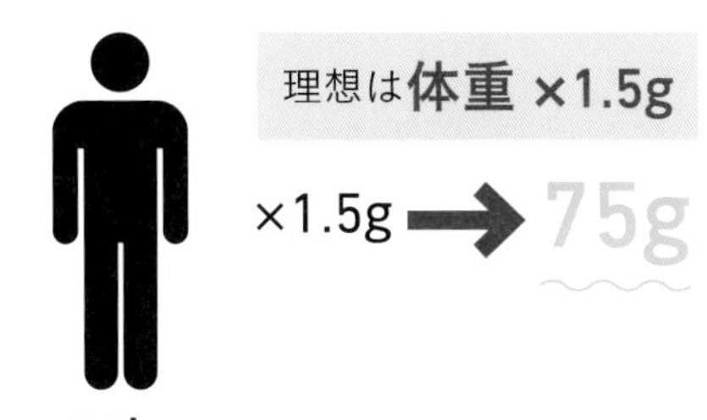

一日のたんぱく質量をクリアする
メニュー選びのコツ

肉、魚介類を使ったメイン料理を選ぶ

体重50kgの場合のたんぱく質摂取量、一日75gとるのはなかなか難しいもの。クリアするには動物性たんぱく質を使った主菜が必須です。下は食材100gあたりのたんぱく質量を示した表。ザックリですが、「脂身の少ない肉100g＝たんぱく質20g」を目安に考えるといいでしょう。

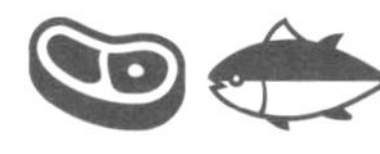

牛肉		豚肉	
ヒレ	20.8g	ヒレ	22.2g
もも	20.5g	もも	20.5g
ランプ	19.7g	ロース	19.3g
かた	17.9g	かた	18.5g
かたロース	16.5g	ひき肉	17.7g
とり肉		**魚介類**	
ささみ	23.9g	まぐろ赤身	26.4g
むね	23.3g	かつお（春）	25.8g
もも	19.0g	べにざけ	22.5g
ひき肉	17.5g	ししゃも（生干し）	21.0g
卵		さば	20.6g
鶏卵（1個60g）	7.4g	しばえび	18.7g

（100gあたりのたんぱく質量）

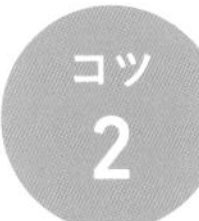

副菜や間食に大豆製品や乳製品を取り入れる

メインの主菜だけでは、たんぱく質の摂取量が足りません。たんぱく質豊富な豆腐や納豆などの大豆製品、チーズなどの乳製品を使った副菜を、メニューに取り入れましょう。

長時間空腹になるのを避けるため一日2回の間食をすすめていますが、間食にもヨーグルトなどの乳製品をチョイス。コツコツ食べてたんぱく質摂取量を上げていきましょう。

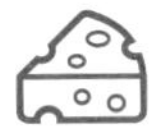

大豆製品		乳製品	
油揚げ	23.4g	ゴーダチーズ	25.8g
納豆	16.5g	プロセスチーズ	22.7g
大豆（水煮缶詰）	12.9g	カマンベールチーズ	19.1g
木綿豆腐	7.0g	カッテージチーズ	13.3g
豆乳（無調整）	3.6g	ギリシャヨーグルト	10.0g

（100g あたりのたんぱく質量）

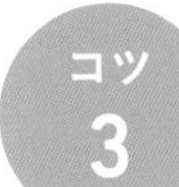

足りないときはプロテインの力を借りる

たんぱく質が不足しそうなときに便利なのがプロテイン。商品によりますが、一食でたんぱく質20ｇを補給することも可能です。余分な脂質がないのもうれしい点。水に溶かして飲むパウダータイプ、ドリンクタイプなど形状も味もさまざま。自分に合うものを選んで活用しましょう。

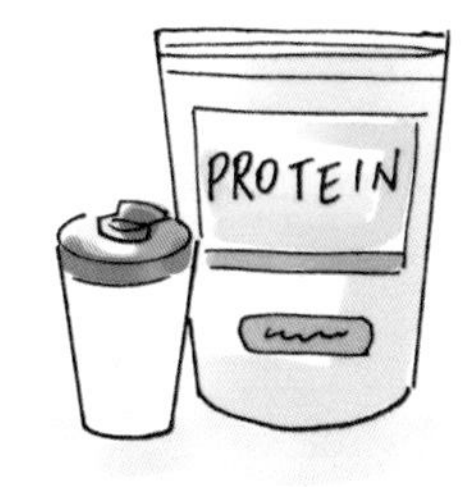

＼NGをOKに変える！／

たんぱく質25gクリアの食事例

外食・コンビニ編

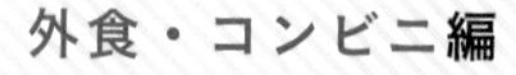

コンビニ

OK！

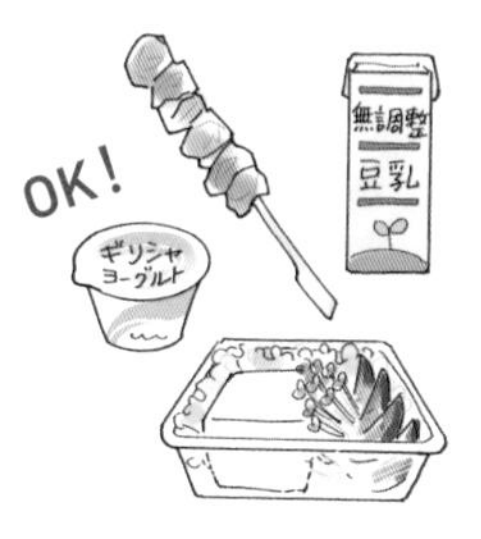

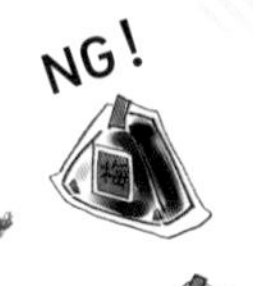

NG！

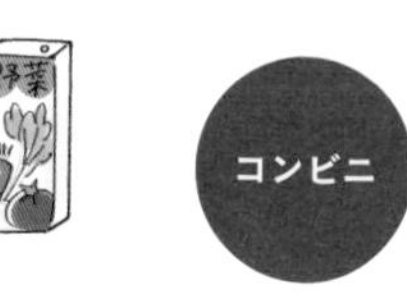

	たんぱく質	糖質
焼き鳥(もも・塩)	9.7g	0.0g
ギリシャヨーグルト	10.0g	3.2g
豆腐サラダ	5.8g	3.8g
豆乳(無調整)	8.3g	3.3g
	33.8g	10.3g

	たんぱく質	糖質
おにぎり(梅干し)	3.1g	38.8g
おにぎり(高菜)	3.2g	37.0g
野菜ジュース	0.8g	17.4g
	7.1g	93.2g

ファミリーレストラン

OK！

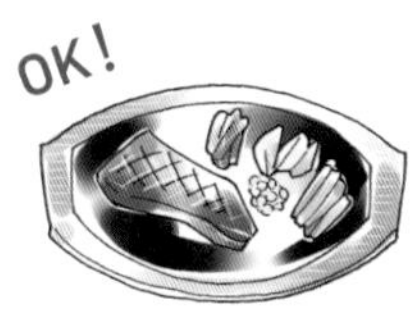

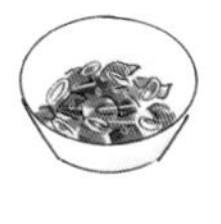

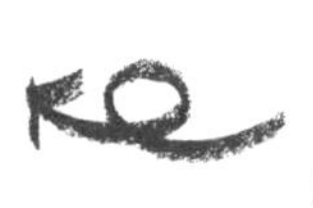

NG！

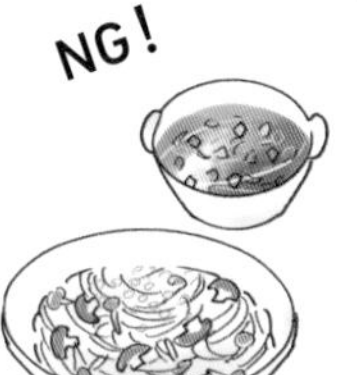

	たんぱく質	糖質
ヒレステーキ (牛ヒレ肉130g)	29.3g	19.3g
わかめスープ (ねぎ2g、わかめ0.3g)	1.4g	0.1g
	30.7g	19.4g

	たんぱく質	糖質
和風きのこパスタ (スパゲッティ250g)	16.6g	78.8g
ミネストローネ (じゃがいも20g)	3.3g	15.0g
	19.9g	93.8g

中華料理店

OK！

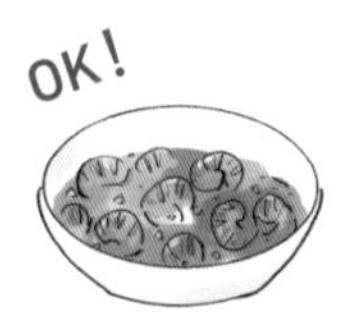

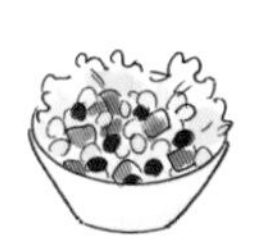

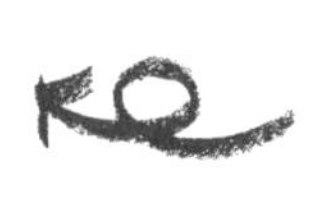

NG！

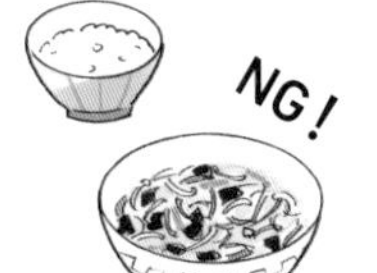

	たんぱく質	糖質
えびチリ(えび120g)	26.9g	6.0g
ビーンズサラダ (ミックスビーンズ55g)	5.2g	8.5g
	32.1g	14.5g

	たんぱく質	糖質
タンメン(中華めん200g)	15.5g	61.7g
ごはん(茶わん1杯150g)	3.8g	55.3g
	19.3g	117.0g

糖質過多から、たんぱく質メインに変えるための食事例を紹介。体重50kgの人の場合、一日にとりたいたんぱく質量は75g。１食あたりたんぱく質量25gを、３食バランスよくとるのが理想です。

自炊編

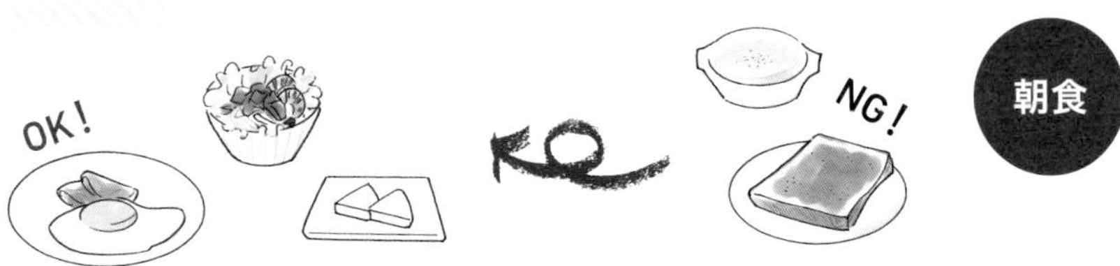

	たんぱく質	糖質
ハムエッグ(鶏卵50g)	9.5g	0.4g
シーフードサラダ(えび25g、キャベツ50g)	10.7g	2.3g
プロセスチーズ(1切れ20g×2個)	9.0g	0.6g
	29.2g	3.3g

	たんぱく質	糖質
ジャムトースト(食パン6枚切り1枚)	5.7g	36.1g
かぼちゃのポタージュ(かぼちゃ50g)	4.6g	13.0g
	10.3g	49.1g

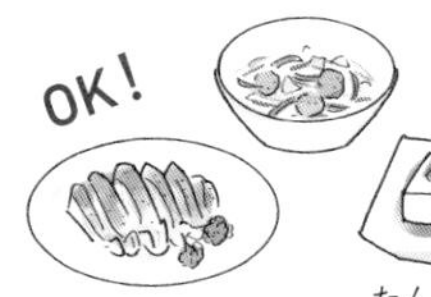

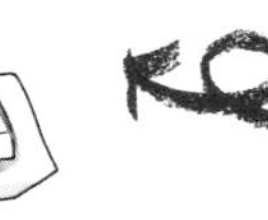
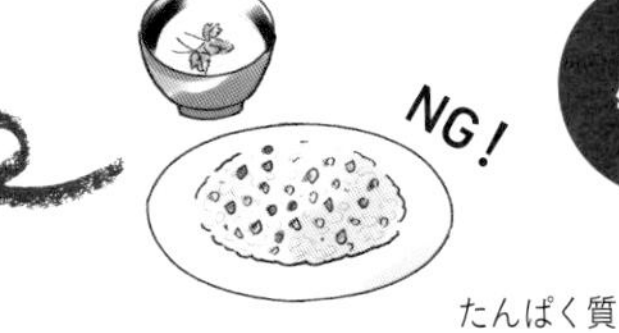

	たんぱく質	糖質
とりの照り焼き(とりもも肉50g)	13.6g	3.2g
肉だんごのスープ(豚ひき肉30g)	8.8g	5.4g
豆腐の中華サラダ(絹ごし豆腐100g)	5.3g	3.1g
	27.7g	11.7g

	たんぱく質	糖質
チャーハン(白米ごはん200g)	15.8g	76.7g
すまし汁(みつば1.5g)	0.6g	0.6g
	16.4g	77.3g

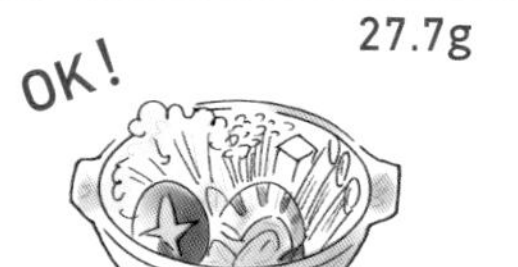

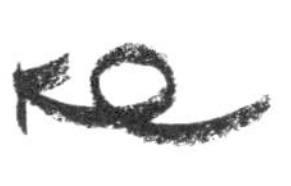
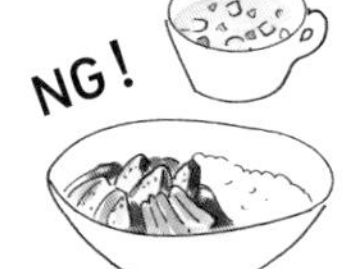

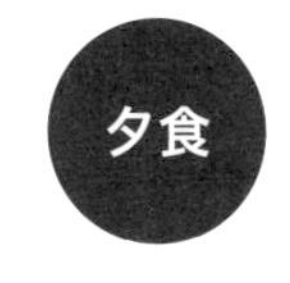

	たんぱく質	糖質
寄せなべ(とりもも肉50g、白菜100g)	25.1g	13.5g
	25.1g	13.5g

	たんぱく質	糖質
野菜カレー(白米ごはん200g)	8.6g	99.4g
コンソメスープ(玉ねぎ10g)	0.4g	2.5g
	9.0g	101.9g

＼みんなこんなに食べている！／

3Days 糖質オフメニュー例大公開！

1

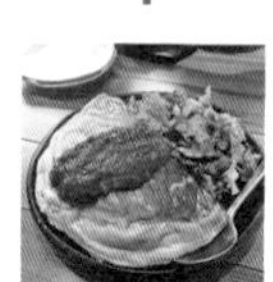

高たんぱく食が人気の食堂で食べた、卵白のふわふわオムレツ。

2

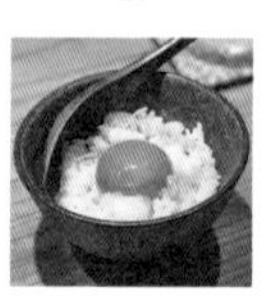

ごはん0Kの日は大好物の卵かけごはん。たんぱく質もとれて美味！

3

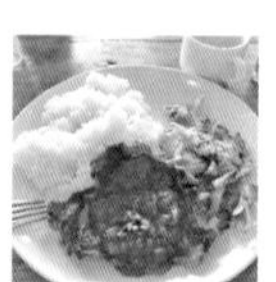

ステーキランチ。残さなくてすむように、ごはん少なめで注文。

4

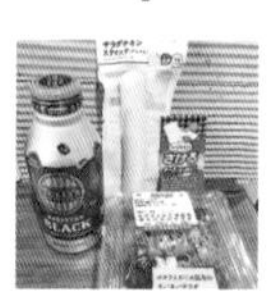

コンビニランチは、たんぱく質＋野菜の組み合わせをチョイス。

5

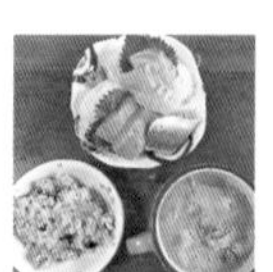

高たんぱくで調理不要のお刺身は忙しいときの優秀時短メニュー。

6

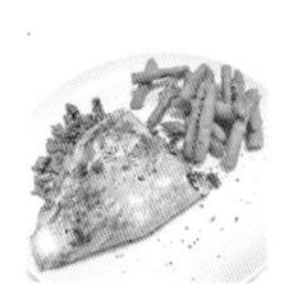

ひき肉のオムレツ。ポロポロこぼさないよう食べるうちに満腹に。

7

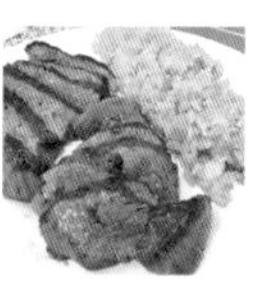

ステーキを贅沢食べ。自分で作れば、余分な油を拭きながら焼ける。

8

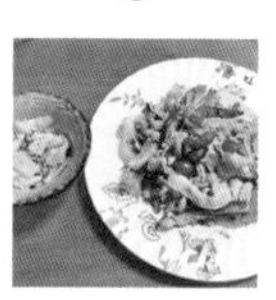

豚肉のサラダは、彩りにトマトを散らして見た目にもおいしく。

9

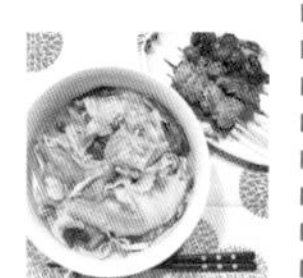

たっぷり野菜のお鍋＋焼き鳥。汁は残して塩分のとりすぎを防止。

10

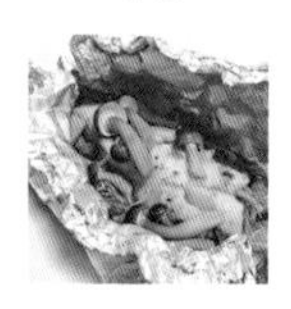

白身魚は油を使わなくてすむホイル焼きで。ふっくらおいしい♡

11

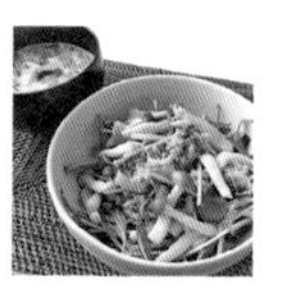

ツナをたっぷり使ったサラダ。具だくさんのスープとともに。

12

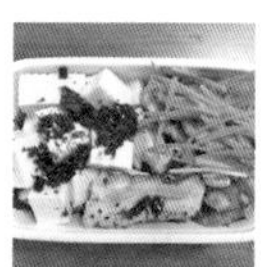

ごはん代わりに豆腐を入れたお弁当。お肉山盛りなので満足できる。

13

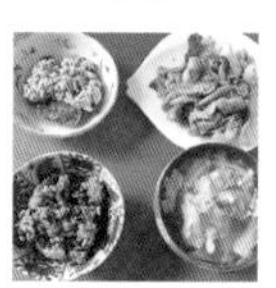

自炊メニューの基本はたんぱく質＋野菜。バリエは無限で飽きない！

14

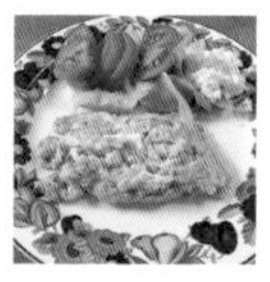

オムレツとサラダ。味のアクセントにカッテージチーズを添えて。

15

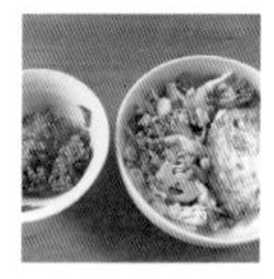

サラダは野菜を何種類も入れ栄養価アップ。玄米ごはんとともに。

私と生徒さんが実際に食べているメニューの一部をズラリ並べてみました。ダイエットというと、食事制限が厳しいというイメージがありますが、肉も魚もガッツリ食べながら、きれいやせに成功しています！

16

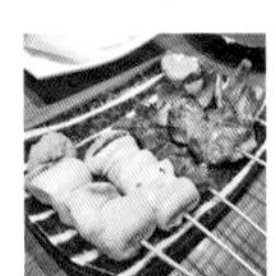

串焼き屋さんにて。ハイボールを飲みながら砂肝やレバーを堪能！

17

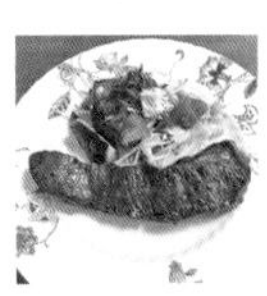

ステーキを食べるときは野菜もたっぷり。おなかも心も大満足の一皿。

18

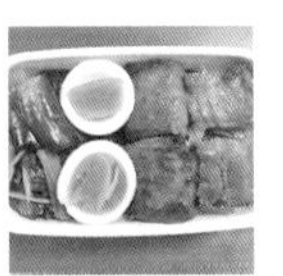

豆腐を豚ロース肉で巻いた照り焼き＆ゆで卵のボリューム弁当。

19

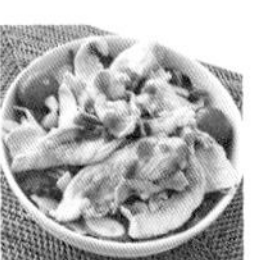

野菜を敷き詰めた上に豚しゃぶをオン。ポン酢で食べるサラダです。

20

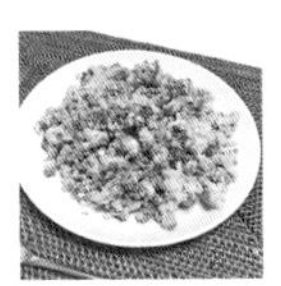

カリフラワーライスのチャーハンは脳がごまかされるおいしさ。

21

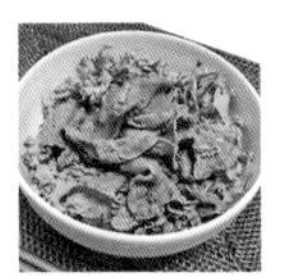

栄養価抜群の野菜「カリーノケール」に牛肉のしゃぶしゃぶをオン。

22

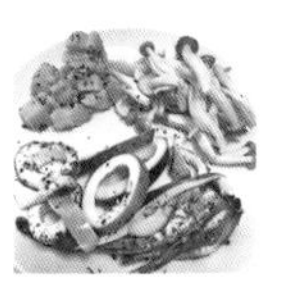

高たんぱく低糖質のいか。かみ応え抜群でお味も満腹感もイカス！

23

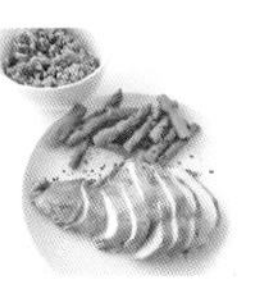

大好物の「とり胸肉のチャーシュー風」(作り方はP60)。冷蔵庫に常備。

24

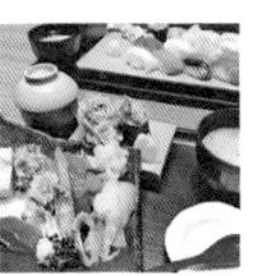

ごはんなしの日のお寿司屋さんは、お刺身、みそ汁、茶碗蒸し！

25

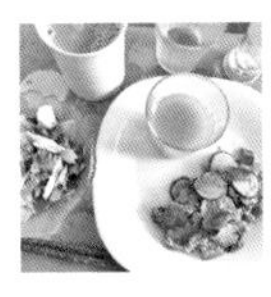

スクランブルエッグはズッキーニ＆トマト入りで大満足の一品に。

26

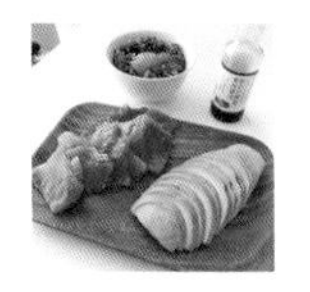

たっぷりまぐろと薄くスライスしたアボカド。大好きな組み合わせ。

27

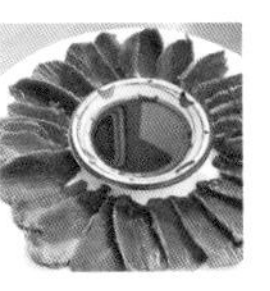

高たんぱく低糖質の馬さし。おかずにもお酒のつまみにもおすすめ。

28

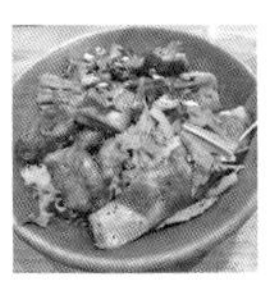

外食のサラダは、チキンやサーモンをトッピングしてカスタマイズ。

29

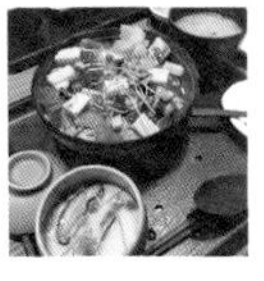

ごはん少なめでオーダーすれば丼ものもOK。この日は海鮮ちらし丼。

30

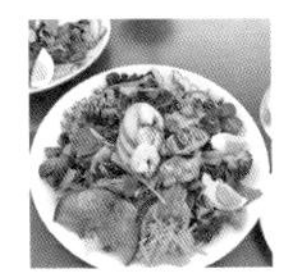

サラダランチのお店へ。チキンやえび、卵でたんぱく質も補充！

COLUMN

あえて太る→3か月でやせるが JUN流ボディメイク

私の場合、やせたカラダをずっとキープしているわけではありません。美しいカラダづくりを競う大会に出場するとき、その前にあえて太ります。というのも、カラダを絞った状態から筋肉を太くするのはとても難しいから。好きに食べて筋肉を鍛え体重、筋肉量、脂肪量をアップ。土台となるカラダをつくってから、3Days糖質オフでの食事制限とトレーニングで体脂肪を落としていくのです。

また、大会の趣旨や部門によっては、女性らしいカラダつきが評価されるものも。胸のボリュームやくびれなど女性らしいラインをつくるためにも、まずは脂肪をつけてから体づくりに取り組むほうが効率的なのです。

MAXまで太ってから大会に向けてカラダを絞る期間は3～4か月。3Days糖質オフダイエットを取り入れることで、無理なくやせられます。また、ハードな筋トレを同時進行しても、エネルギー不足でフラフラになることはありません。

思い通りのボディラインをつくることが可能なのです。

3Days糖質オフでボディラインは自由自在！

春には68kgだったぽっちゃり体形が、3～4か月の3Days糖質オフ生活で51kgに！

ベストボディ・ジャパン 横浜グランプリ獲得

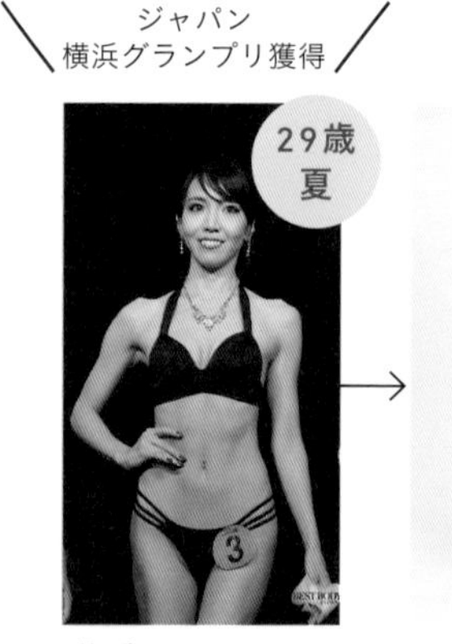

体重 49.0kg
体脂肪率 14.0%

あえての肥え期

ベストボディ・ジャパン 金沢グランプリ獲得

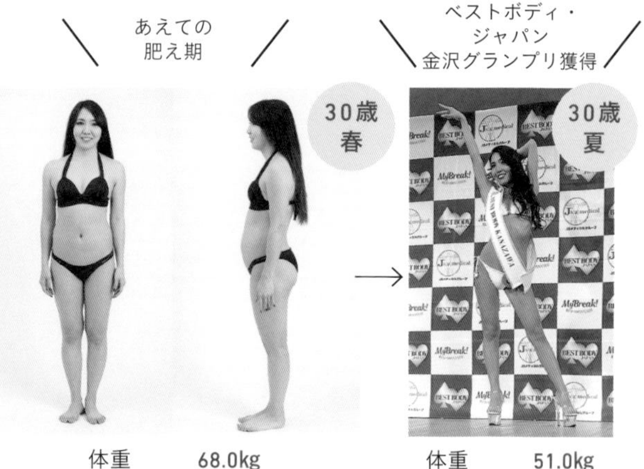

体重 68.0kg
体脂肪率 30.0%

体重 51.0kg
体脂肪率 14.0%

第2章

3Days糖質オフでダイエットの悩みはすべて解決

2章のマンガで描かれるダイエット体験談は、JUNさんの生徒さんの実体験を元にしています。

〈マンガ3〉厳しい糖質制限で失敗 ～ムチ子の場合～

以前 糖質制限をしたときの話を聞いてください
ちゃんとやってたはずなのに…
ムチ
ムチ
どうやっていたの？
糖質は完全オフ！ごはんもスイーツも根菜類は全部ダメ！ケチャップもソースもNG！
味のないササミとゆで卵ばっかり食べてました～
ほめてほめて～♡
ねお手本みたいな低糖質でしょ？
すごいわね…
それから少ししたら…
ちょっとやせたけど停滞期かな？
ここ2、3日体重変わらない
それにひもじいよ～
ぐぎゅる～
一応1.5kgは落ちた
そのときたんぱく質と脂質は食べ放題だったことに気づいて

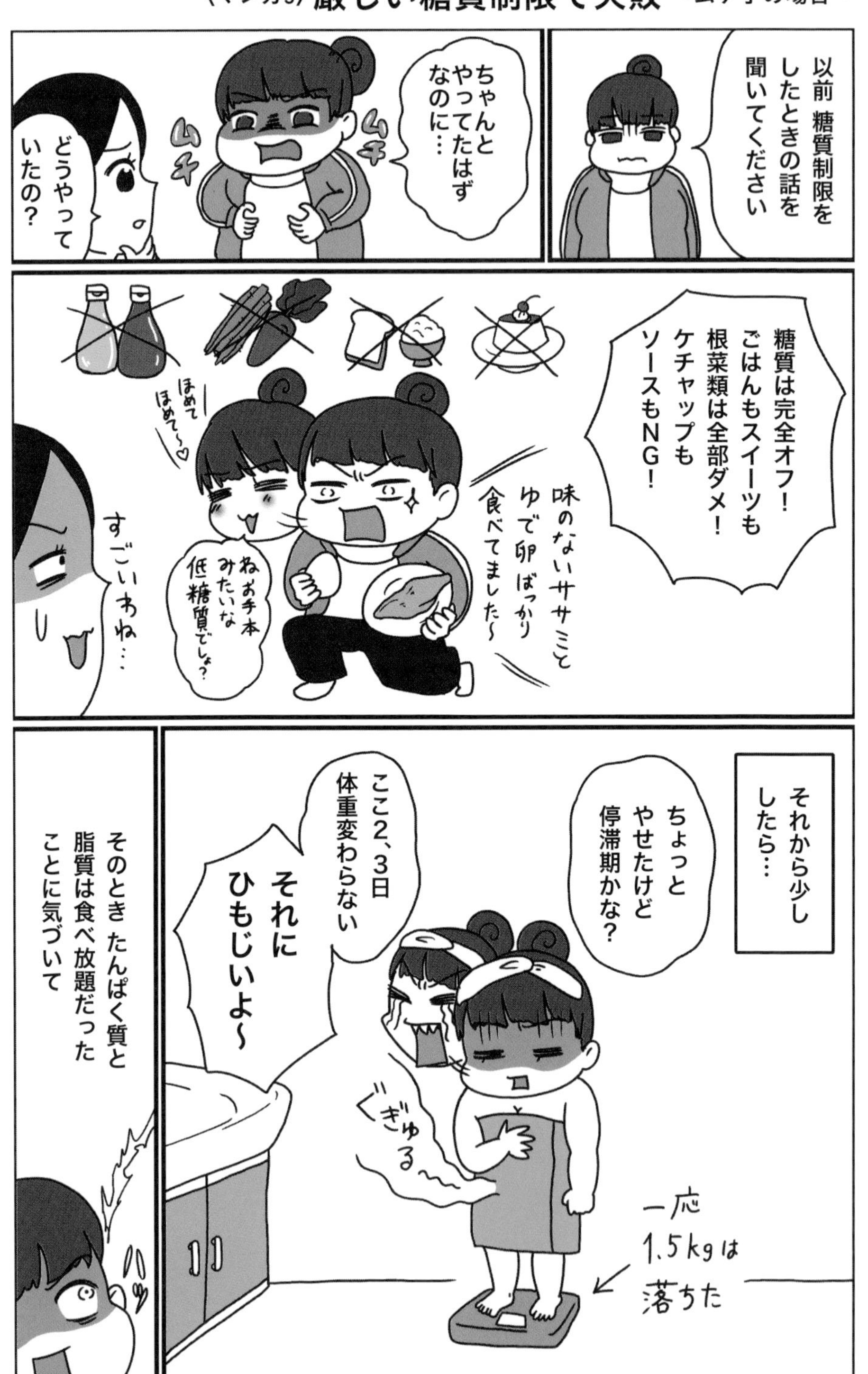

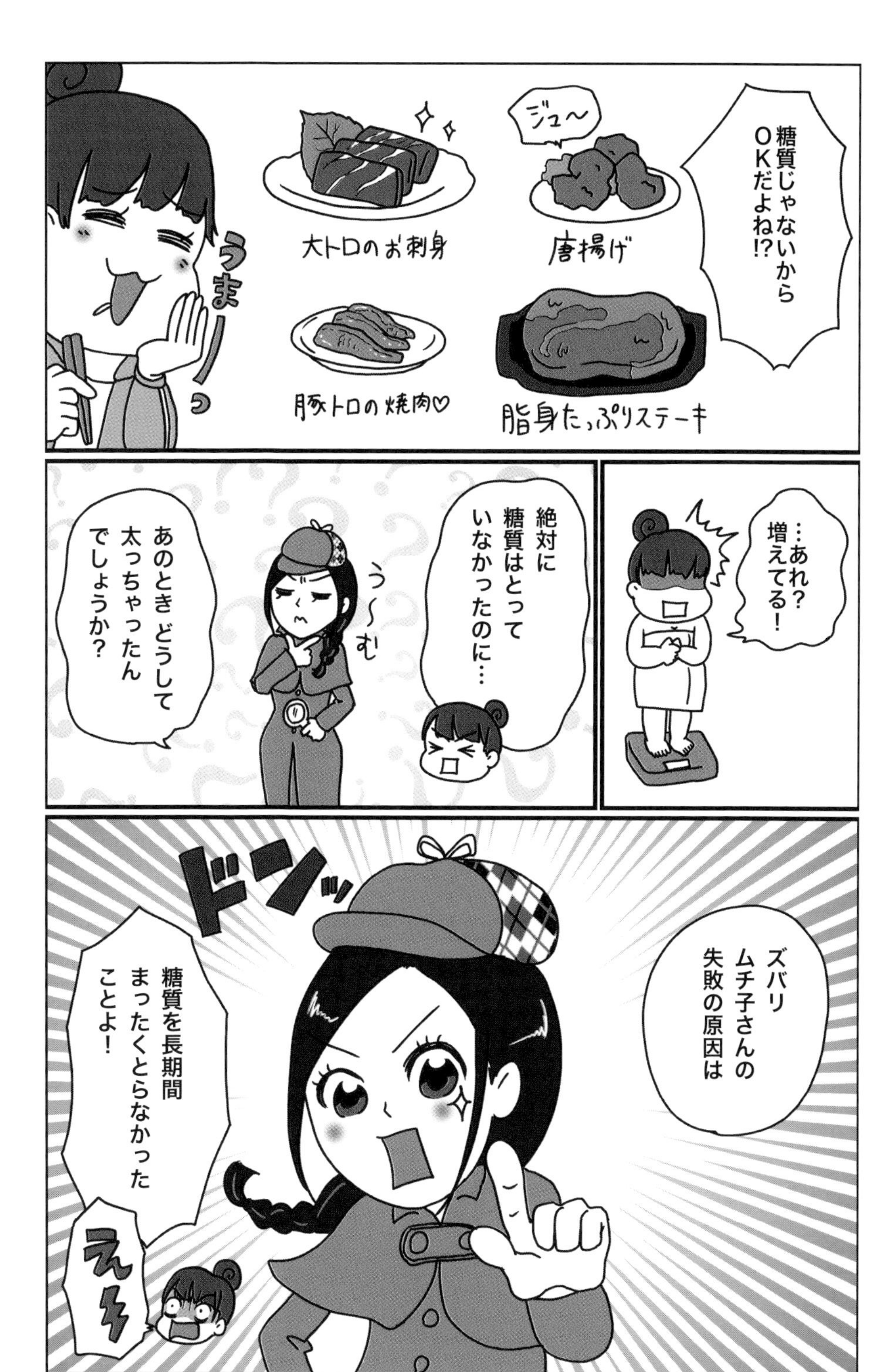
糖質じゃないから
OKだよね!?
ジュ〜
大トロのお刺身
唐揚げ
豚トロの焼肉♡
脂身たっぷりステーキ
うまーっ
…あれ?
増えてる!
絶対に
糖質はとって
いなかったのに…
う〜む
あのとき どうして
太っちゃったん
でしょうか?
ドンッ
ズバリ
ムチ子さんの
失敗の原因は
糖質を長期間
まったくとらなかった
ことよ!
えぇ

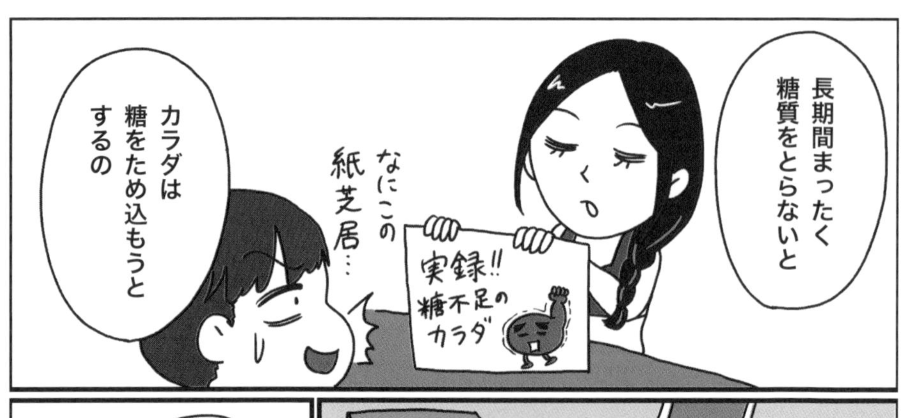
長期間まったく
糖質をとらないと
なにこの
紙芝居…
実録!!
糖不足の
カラダ
カラダは
糖をため込もうと
するの

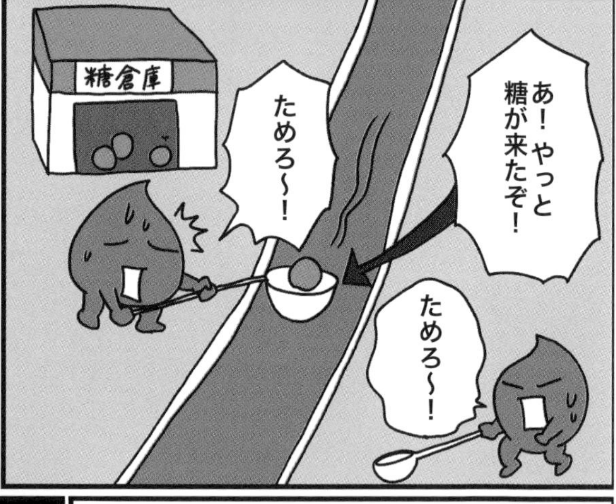
糖倉庫
あ！やっと
糖が来たぞ！
ためろ〜！
ためろ〜！

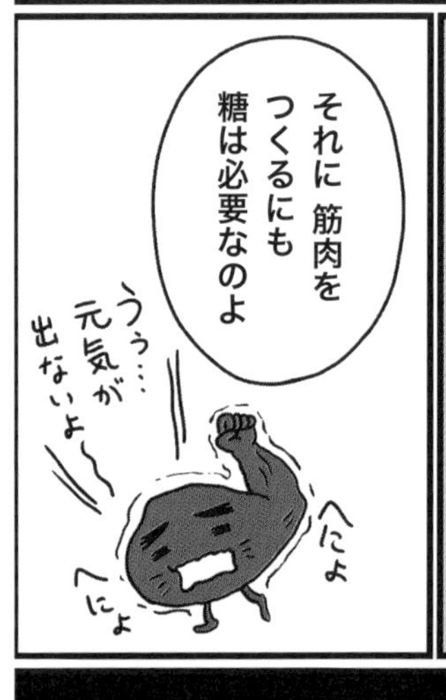
それに 筋肉を
つくるにも
糖は必要なのよ
うぅ…
元気が
出ないよ〜
へにょ
へにょ

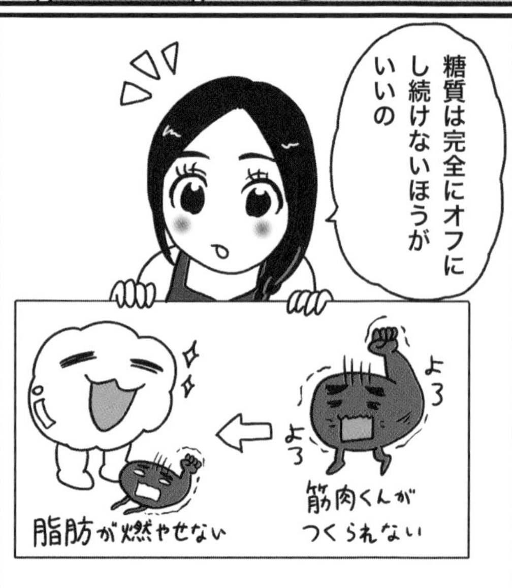
糖質は完全にオフに
し続けないほうが
いいの
よろ
よろ
筋肉くんが
つくられない
脂肪が燃やせない

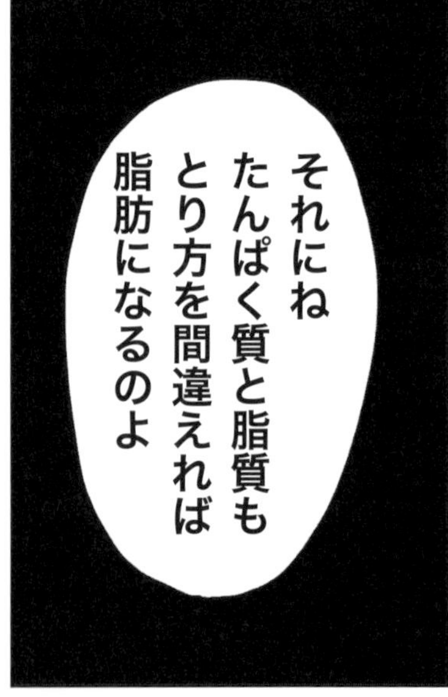
それにね
たんぱく質と脂質も
とり方を間違えれば
脂肪になるのよ

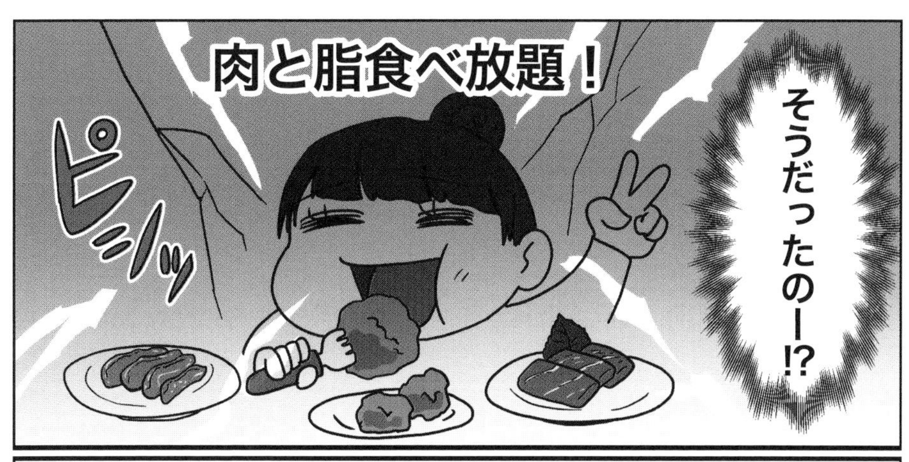

そうだったのー!?
肉と脂食べ放題！
ピンッ

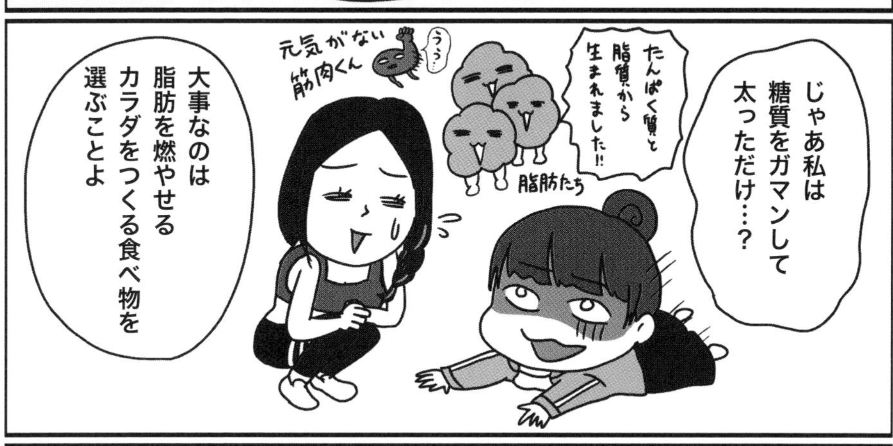

じゃあ私は
糖質をガマンして
太っただけ…？
たんぱく質と
脂質から
生まれました!!
脂肪たち
うう…
元気がない
筋肉くん
大事なのは
脂肪を燃やせる
カラダをつくる食べ物を
選ぶことよ

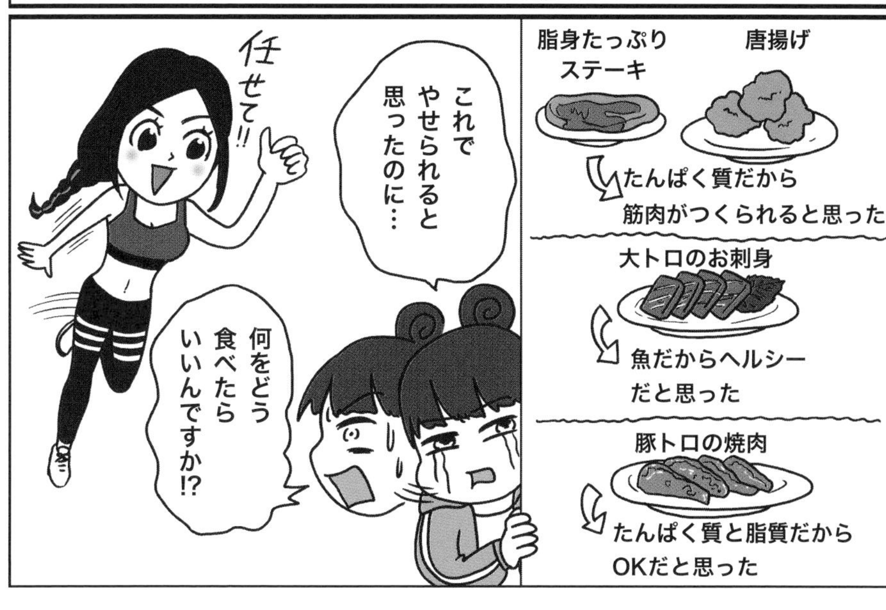

脂身たっぷり
ステーキ
唐揚げ
たんぱく質だから
筋肉がつくられると思った
大トロのお刺身
魚だからヘルシー
だと思った
豚トロの焼肉
たんぱく質と脂質だから
OKだと思った
これで
やせられると
思ったのに…
何をどう
食べたら
いいんですか!?
任せて!!

量は食べていないのに太り気味
それは糖質に偏った食生活が
原因かも!?

近ごろは、「やせたいなら糖質制限」がダイエットの定番セオリー。糖質＝おデブの元とすっかり悪者ですが、なぜ糖質をとると太るのでしょう。
糖質はカラダを動かすエネルギー源。車でいうならガソリンの役割を果たしています。朝ごはんを抜いたりたくさん動いたりすれば、ガソリンである糖質が不足。ガス欠では車が走れないように、頭が働かなかったり、カラダがだるくなったりする原因に。
だから糖質をとる必要があるわけですが、問題なのはとりすぎです。車なら満タン以上は給油できませんが、私たちは、使う分以上の糖質を摂取することも可能。エネルギーとして使われず余った糖質は、行き場をなくして脂肪細胞に蓄えられてしまうんです！　それが「糖質がおデブをつくる」といわれる理由です。

糖質の割合が多ければ太りやすい

やせたいなら食事の内容を再確認！　ごはんや麺類など糖質に偏った食生活では、一日の摂取カロリーが同じでも太りやすい。

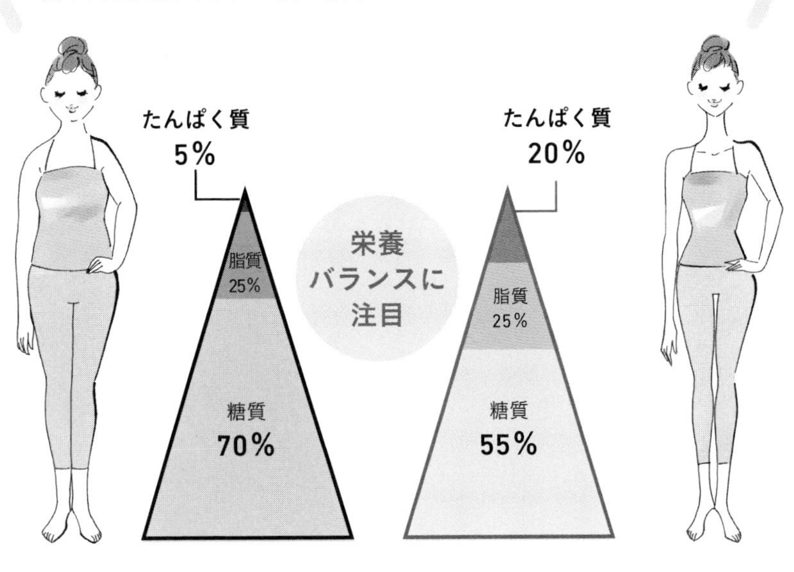

糖質はごはんやパン、麺類などの炭水化物、砂糖、フルーツ、いも類などにたくさん含まれています。朝食にトースト、昼はパスタ、夜はカレーライス、食後のデザートにフルーツ……と糖質たっぷりの食生活では、よほど運動しない限り糖質の過剰摂取に。食べる量を抑えても、どんどん太ってしまうのです。

一方、肉や魚、大豆製品などに豊富に含まれているたんぱく質は、脂肪細胞に蓄えられにくいという特性があります。

食事量は少ないのにやせられないなら、糖質に偏った食事になっている可能性大！食事内容を見直してみましょう。

糖質の制限しすぎは劇的にツラい！禁断症状で手が震え出しました

糖質をとりすぎるから太る。だったら糖質をとらずにやせようというのが、糖質制限ダイエットの基本です。

糖質はエネルギー源ですから、とらないとガス欠状態に陥るのは前ページで述べた通り。ところが人のカラダはうまくできていて、糖質が不足すればこれまでため込んだ脂肪を分解してエネルギー源として活用することができます。すると脂肪がガンガン分解、燃焼されるので、みるみるやせられるのです。

私も以前、糖質を完全制限したダイエットに挑戦しました。結果は2か月でマイナス

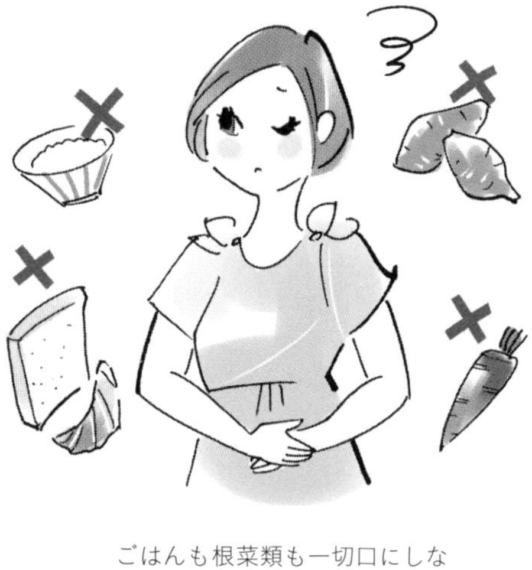

ごはんも根菜類も一切口にしない徹底的な糖質制限。ダイエット効果は高いが弊害も……。

ドクターズコラム

極端な糖質制限は死亡率も上がる!?

3Days糖質オフダイエットを、医師の視点から解説します。JUNさんが糖質を制限して手が震えたのは、糖質依存から抜ける際のいわゆる禁断症状と考えられます。ただし、糖質の制限しすぎは、健康被害につながる恐れもあるので要注意。

人間にとっての三大エネルギーは糖質、たんぱく質、脂質。このうちの糖質を完全にカットすると、エネルギーを補うために残りのたんぱく質と脂質の割合が増えることになります。これが大問題。

ダイエットする人の中には、高血圧や糖尿病で腎臓が弱っている人や、動脈硬化が進んでいる人もいるでしょう。たんぱく質の過剰摂取は腎臓の負荷が大きくなりますし、肉に偏った食生活で血中の脂質濃度が高まれば動脈硬化が悪化。シビアな糖質制限を続けると死亡率が1.3倍に上がるという研究結果も挙がっています。

極端な糖質制限を長期間続けることは、医師としておすすめできません。適度な糖質摂取は、カラダのために必須なのです。

8kg。体重だけ見れば大成功ですが、鏡の中にいたのは、胸もお尻もしぼんだしょぼくれボディの私でした。

厳しい糖質制限中には、手がブルブル震え出したことも。今、考えれば、急激な糖質不足にカラダがついていけなくなっていたのですが、当時の私は「ダイエットがうまくいっている証拠」と震える手を見つめて喜んでいました。

糖質のとりすぎは、たしかにおデブの原因です。とはいえ過度な糖質制限は、カラダへの負担が甚大! 手が震えたり、頭痛や冷や汗が出るようなら、糖質制限をゆるめるべきでしょう。

糖質不足でエネルギーが欠乏……ゴロ寝の日々で筋肉が落ちた！

厳しい糖質制限の最中、私に起きた変化は手の震えだけではありませんでした。常にカラダは疲労感いっぱいで、活動量がガクンと落ちてしまったのです。

当時はOL生活をしながら週に2回の筋トレに励んでいましたが、仕事とジムに通う以外はひたすら部屋でゴロゴロ。好きだった買い物に出かけたり、友だちと会ったりすることもなくなりました。筋トレの後はエネルギーが枯渇して、手を動かすのもしんどい状態。フラフラになってジムから家に帰り、そのまま着替えもせずバタンキューなんてこともしょっちゅうでした。

その筋トレにしても、エネルギー不足から思ったような回数や重量がこなせません。糖質をガマンし、苦しい筋トレに励んだ結果、理想とはほど遠い、ただ細いだけのカラ

ドクターズコラム

筋肉量のキープにも糖質は必須

筋肉は糖質なしにキープすることはできません。というのも、糖質が枯渇すれば、カラダは脂肪だけでなく筋肉も分解してエネルギー源にするから。糖質制限を続ければ、筋肉は落ちていくのです。糖質制限と同時に筋トレをして、筋肉の減少を防ごうとするのも逆効果。筋肉はトレーニングで一度損傷してから回復することで前より大きくなりますが、この回復にも糖質のエネルギーが必要だからです。厳しい糖質制限をしながら筋トレをしたJUNさんは、糖質不足から筋肉が分解。筋トレしても糖質不足で筋肉が増やせないという悪循環に陥っていたのです。

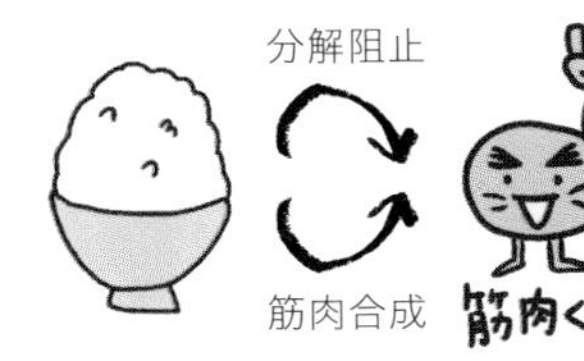

筋肉をつくるのはたんぱく質だけと思ったら大間違い。筋肉が分解されるのを防ぐのにも、筋肉をつくるのにも糖質は必須です！

ダができ上がってしまったのです。

多くの読者は、「やせたいだけで筋肉をつけたいわけじゃない。筋トレできなくても別にいい」と思うかもしれません。ですが、糖質制限でエネルギー不足に陥れば、今ついている筋肉も落ちてしまいます。困るのは、筋肉が減ると、基礎代謝量（安静に寝ていても消費されるエネルギー量）も減ってしまう点。

少しのエネルギーで生きていける省エネモードのカラダでは、ダイエットのためにもっとキツい食事制限をしなくてはいけません。ツラい思いをして、やせにくいカラダを育てることになるのです。

糖質制限終了の瞬間から反動ドカ食いが止まらずリバウンド！

厳しい糖質制限は、メンタル的にもツラいものがありました。糖質をガマンするほど、頭の中は糖質のことでいっぱい。あんこのお風呂に入る夢を何度見たことか……。雑誌やスマホでおいしいラーメンやスイーツの記事を探しては食い入るように見つめ、味を想像。私の場合、糖質制限の期間を2か月と区切っていたので、「終わったら絶対食べてやる！」とご褒美を口にする日を夢見ていました。

今にして思えば、ダイエット中からリバウンドする気満々だったわけです。

宣言通り、ダイエット終了と同時にご褒美メニューを食べまくり。さらにコンビニに

糖質を制限しすぎると、より糖質が食べたくなる。糖質から頭が離れずストレス満タンに。

ドクターズコラム

糖質には麻薬と同じ依存性がある

厳しい糖質制限は、カロリー制限よりも心理的に追い込まれるといいます。というのも、多くの人は糖質依存に陥っているから。糖質をとると脳の中でドーパミンなどの神経伝達物質が放出され、脳は「気持ちいい」と感じます。これは麻薬と同じ快感。だから糖質がやめられないし、制限することがツラいのです。糖質依存から抜け出すには、糖質を丸３日間断たなくてはいけません。どんな食材にもほんのわずかな糖質は入っているので、本気で糖質を断つなら丸３日間の断食が必要です。

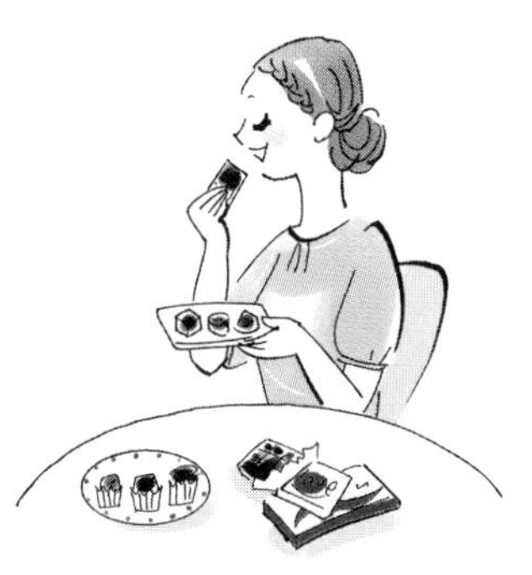

糖質には中毒性が。カラダだけでなく脳が欲するものをガマンするのは至難のワザ。

入っては目につくお菓子を次々にカゴに放り込み、その日のうちに食べ尽くすというおデブまっしぐらな食生活に転落。２か月間の糖質制限でたまったストレスは、尋常ではなかったのです。

２か月で８kgやせた体重は、半年後にはプラス14kgと元の体重以上にリバウンド。しかも糖質制限で筋肉が落ちた私のカラダは、以前以上にため込み体質の省エネモードへと変わっていました。

糖質を制限すればやせます。でも完全に制限し続けるなんて、誰もができることではありません。ストレス爆発を防ぐためにも、糖質は必要なのです。

3Days糖質オフダイエットでストレス知らずの糖質コントロールが可能に

厳しい糖質制限に失敗し、その後ダイエットとリバウンドを繰り返す中でたどり着いたのが3Days糖質オフダイエット。ごはんを食べる量を日替わりで変えることで、適度に糖質を制限しつつ、効率よくやせられる方法です（詳しいやり方はP24へ）。

糖質は制限するものの、主食断ちをするのは3日間のうち一日だけ。ですから糖質の制限しすぎで飢餓感に苦しむこともなければ、反動でドカ食いすることもありません。それでいて、3日に一度の主食断ちで、糖質を代謝するのに働くインスリンと、インスリンを分泌するすい臓をしっかりと休ませ、脂肪を分解し、燃焼しやすい状態をつくることが可能。ゆるやかに糖質依存から抜け出すこともできるので、糖質を抑えた食生活に自然と慣れていくことができます。

ドクターズコラム

チェックするべきは体重よりも体脂肪率&除脂肪体重

3Days 糖質オフダイエットで注意したいのは、糖質に代わるエネルギー源として筋肉が分解され、筋肉量が低下することです。体重が減ったとき、落ちたのは筋肉なのか脂肪なのかを知るために、除脂肪体重を割り出してみましょう。

除脂肪体重とは体重から体脂肪量を引いた、筋肉や骨格の重さ。体脂肪量は体重に体脂肪率をかけて割り出すことができます。

例えば体重50kg、体脂肪率30%の人が、体重45kgに減り体脂肪率は30%のままだったとします。この場合、除脂肪体重が35kgから31.5kgに減っていますから3.5kgの筋肉が落ちたことに。落ちた体重の7割は筋肉ですから、喜ぶべき減量ではありません。理想は除脂肪体重をキープしながら、脂肪だけ落として体重を減らすことです。

体重が減っても除脂肪体重も減っていくようなら、糖質を制限しすぎていないか、カロリー不足になっていないか、食事内容を見直してみましょう。

除脂肪体重が重いほうが基礎代謝が高い

同じ体重なら除脂肪体重が重いほど筋肉量が多く基礎代謝が高い。除脂肪体重を減らさないことが大事!

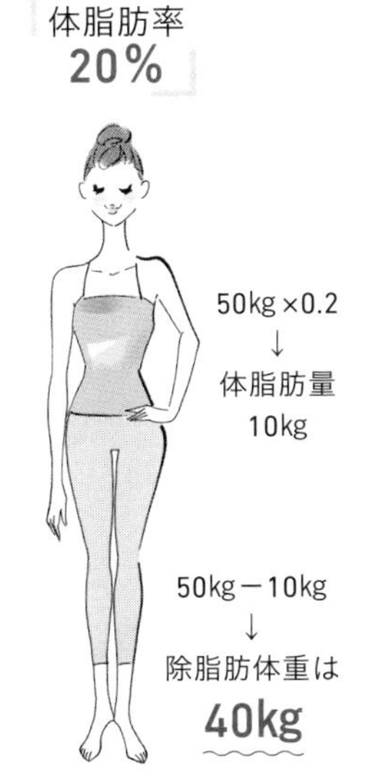

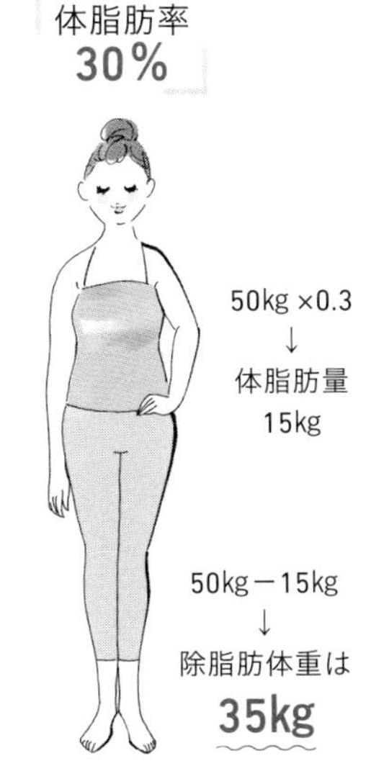

やせるために食べるべき糖質はお米がベスト！

主食になる糖質にはごはんやパン、麺類などがあります。このうち3Days糖質オフダイエットで推奨している主食はごはん。カロリーでいえばごはん100gが168kcalなのに対して、食パンは260kcal、スパゲッティは167kcalですから、食パンはカロリーが高いもののスパゲッティとごはんはほぼ変わりません。

それでもごはんをすすめるのは、お米こそが一番シンプルに食べられる主食だから。パンやパスタは小麦から料理になるまで、さまざまな食品がプラスされています。中には添加物が使われている商品もあるでしょう。またパンやパスタを食べるときにはバターやソースをつけることになり、その分糖質や脂質を余分にとることになります。

お米に何もプラスしていないごはんなら至ってシンプル。調理法も炊くだけでおいしくいただくことができます。

主食はGI値が低いものをチョイス

GI値が低めの食品を選ぶことが、やせやすい食習慣のコツ。3Days糖質オフを終えた後も、GI値を意識した主食選びを心がけよう。

主な主食のGI値

玄米	56	白米	84
そば	59	うどん	80
全粒粉パン	50	食パン	91
全粒粉パスタ	50	パスタ	65
オールブラン	45	コーンフレーク	75

出典：日本ダイエットスペシャリスト協会 永田孝行（https://jdsa.co.jp）

私は『寝かせ玄米』がお気に入り

圧力釜で炊いて寝かせるのがもちもちの秘訣！　寝かせ玄米ごはんパック小豆ブレンド（180g）／結わえる

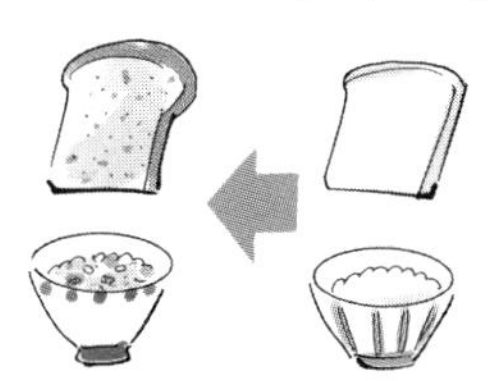

精製されるとGI値は高くなる。精製食品は白米や小麦粉のように白くなるので、黒っぽい食品を選ぶのがGI値低めチョイスのコツ。

さらにおすすめは、お米を精米する前の玄米。というのも、白米より玄米のほうがGI値が低いからです。

GI値とは、血糖値の上昇度合いを示した数値のこと。糖質を食べると血液中の糖濃度は上がりますが、血糖値が急上昇すればインスリンが分泌され、余分な糖が脂肪に蓄えられることに。つまりGI値が低い食品＝血糖値が上がりにくい食品で、太りにくいのです。

ちなみに私は玄米の中でも『寝かせ玄米』（右上）がお気に入り。もちもちしておいしく、私にとって3Days糖質オフの必需品です。

糖質で太らないコツは食べ順&コーティングにあり

健康的にやせるには糖質の制限しすぎはNGです。このようにアドバイスしても、生徒さんの中にも糖質をとることを怖がる人がいます。特に厳しい糖質制限につまずいた経験のある人は、「ごはんを食べちゃってもいいの?」と半信半疑。そこでおすすめしているのが、食べ順とコーティングを使った食べテクです。

糖質をとるとインスリンが分泌され、インスリンが余った糖を脂肪にため込むのがおデブの原因。糖質を食べても太らないためには、インスリンの大量分泌を防ぐのがコツで、そのためには血糖値が一気に上がらないよう、工夫をしながら食べればいいのです。

血糖値が低い空腹状態でいきなりごはんを食べれば、血糖値は急上昇。これを防ぐには、先に汁ものやサラダ、メインのたんぱく質おかずを食べればOK。まんべんなく食べるのではなく、一種類ずつ完食していき、ごはんにたどり着くまでに10〜15分かける

血糖値を上げにくい食べ順

空腹状態でいきなりごはんを食べると血糖値が急上昇。野菜やたんぱく質を先に食べて、血糖値の上昇をおだやかにしよう。

1 汁もの

みそ汁やスープなど。水分を先に食べればおなかもふくれやすくなる。

2 野菜

サラダやおひたしなどの副菜。食物繊維をしっかりとろう。

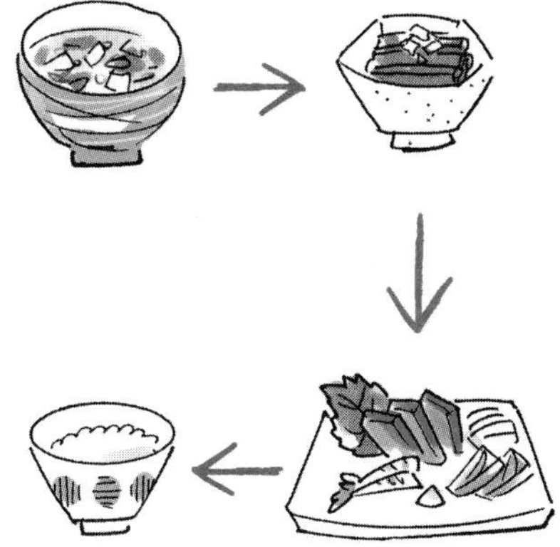

3 主菜

肉や魚など動物性たんぱく質を使ったメインのおかず。

4 主食

ごはんやパンなど。食事の最後に食べれば、少量でも満足できる。

汁ものや野菜を先に食べることで、空腹が和らぎドカ食いを予防できるメリットも。一品ずつよくかみ、ゆっくり食べ進めよう。

ようにしましょう。

ちなみに食物繊維には糖の吸収スピードを抑える働きがあるので、きのこ類や海藻類など食物繊維豊富な食材を先に食べておくと、よりベターです。

ごはんをそのまま食べず、卵などでごはんをコーティングするのも、糖質の消化・吸収スピードを遅らせる効果があり、血糖値の急上昇を防ぐことができます。

ちなみに、卵かけごはんなら、動物性たんぱく質の摂取量も増えて栄養バランスが向上！ ごはんもかさ増しできて満腹感もアップ！ 一石三鳥のおすすめの組み合わせです。

やせ効果が倍増する3Days糖質オフちょいアレンジ

3Days糖質オフダイエットは、食べられないストレスを感じることなくラクにやせられるダイエット方法です。ただし、「しっかり結果を出したい」「3週間後に水着を着たいから急いでやせたい」など、目標を高めに設定しているのなら、ごはんを食べるサイクルをもう少しだけ厳し目にアレンジして4Daysサイクルにすることも可能。

4Daysサイクルのやり方は2種類あります。一つ目はごはん1杯の日を2日に増やすやり方。一日目2杯→2日目1杯→3日目0杯ときたら次にもう一度1杯の日を組み込みます。主食抜きで過ごした翌日は、低血糖で糖質の吸収効率が高い状態。この日のごはん量を1杯に抑えることで、吸収した糖をダブつかせることなく使い切れるのが、やせ効率アップの理由です。

もう一つは一日目2杯→2日目1杯→3日目0杯の後、もう一日0杯の日を設けるや

4Days サイクルにアレンジ

ごはん１杯の日、あるいはごはんなしの日を１日増やす４Days糖質オフなら、さらにやせ効果アップ！　早くやせたい人に。

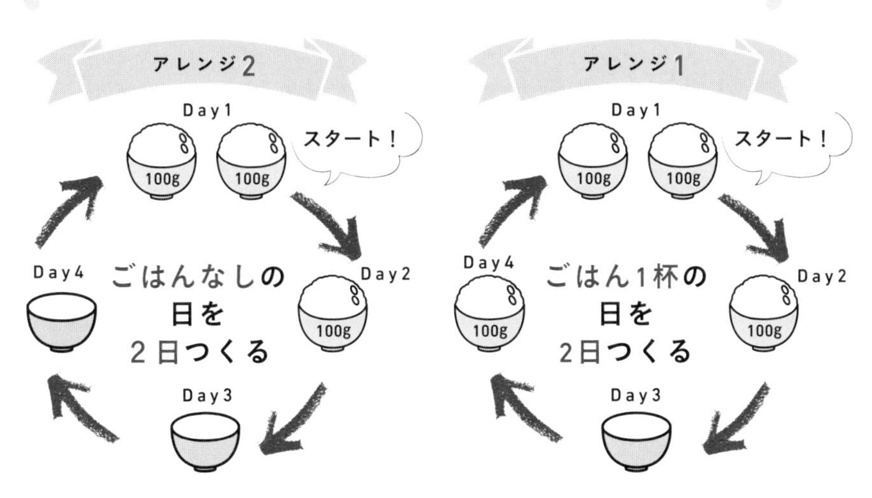

ごはんなしの翌日、昼食にごはん100gを１杯だけ食べる日をつくる。

ごはんなしの日を２日続ける方法。翌日には必ずごはんを食べること。

り方です。

主食抜きの日が2日間続くので、食べるのが好きな人にはやや苦しいですが、カロリーも抑えられる分、効果は絶大。次の日にごはんを食べられるので、ストレスがたまりすぎることもありません。

注意したいのは、主食抜きは2日をマックスとすること。2日主食抜きで過ごせると「このまま続けられそう」と思えてきますが、主食抜きを続ければ厳しい糖質制限をするのと同じ結果に。筋肉が落ちたり、ガマンの限界を迎えてドカ食い&リバウンドに走る恐れがあります。主食なしを2日続けたら必ずごはんを食べましょう。

必要量を3食バランスよくとる！たんぱく質を制して燃焼ボディに

一日に体重×1.5g分のたんぱく質をとるのが、3Days糖質オフダイエットのルール。体重50kgなら75gのたんぱく質をとることになりますが、これを3食＋間食に分散してとるよう心がけましょう。

というのも、一度にたんぱく質をたくさんとってしまうと、カラダが筋肉を合成する材料として使い切れないから。余ったたんぱく質は脂肪へと変わってしまうのです。

一般的な女性にとって、一度に使い切れるたんぱく質の量は30gが目安。「朝はヨーグルトだけ。その分昼食でガッツリお肉を食べよう」なんて一気食いをすれば、いくら糖質を控えても脂肪は増えていきます。

糖質制限を「肉と油は食べ放題のダイエット」と思い込んでいる人も多いようですがこれは間違い。たんぱく質も脂質も、とりすぎれば太るのです。

動物性5：植物性1がたんぱく質のベストバランス

豆腐だけでたんぱく質摂取が十分と思うのは間違い。食事によるエネルギー消費を高めるには、動物性たんぱく質が必須。

胃腸を動かすにもエネルギーが必要で、その消費エネルギーが高いのは肉や魚を食べたとき。豆腐や納豆など植物性たんぱく質を食べているだけでは胃腸は存分に働くことができず、エネルギー消費の低いカラダになってしまう。

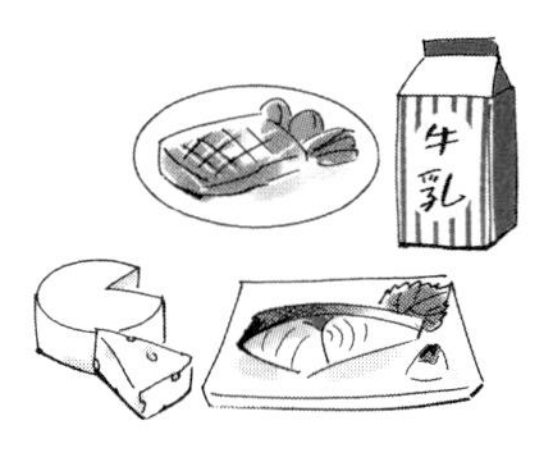

動物性たんぱく質

肉や魚、乳製品など。中でも肉は食事誘発性熱産生が高い！

植物性たんぱく質

豆腐や納豆、豆乳などの大豆製品。消費に使うエネルギーは低い。

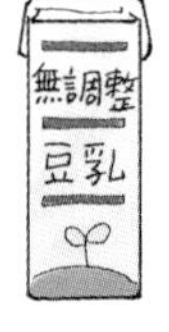

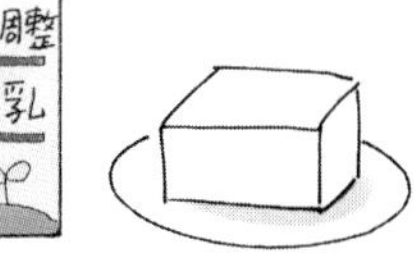

たんぱく質を多く含む食材には肉、魚介類、卵、乳製品、大豆製品の5種類があります。このうち大豆製品が植物性たんぱく質、ほかの4種類が動物性たんぱく質で、3Days糖質オフでは動物性たんぱく質をとることをすすめています。というのも、食べたものを消化・吸収するにはエネルギーを使い、これを「食事誘発性熱産生（DIT）」といいますが、赤身の肉など動物性たんぱく質はDITが高いのがその理由。動物性たんぱく質をとることで消費カロリーを上げられるのです。カラダには植物性たんぱく質も必要ですが、「豆腐さえ食べていればたんぱく質は十分」と考えるのはNG。動物性5：植物性1の割合でとりましょう。

たんぱく質だって脂肪に変わる「トロ」がつく魚、肉には要注意

たんぱく質はしっかりとりましょう。それも肉や魚の動物性たんぱく質をとるのが理想です。ただし忘れてはいけないのは、肉や魚には脂がつきものである点。脂質のとり方については後述しますが（P64）、お肉の脂をたくさんとってしまうのは避けたいところ。コレステロール値が高くなり動脈硬化が進むリスクがあります。

脂身の少ない食材を選ぶコツは「トロ」がつく食べ物を避けること。「中トロ」「トロサーモン」「豚トロ」など、「トロ」のつくところに脂アリと思って間違いありません。

より結果を求めるのであれば、トロ以外の肉の脂も控えたほうがベター。ささみやヒレなど脂身のない部位を選ぶか、脂身やとり肉の皮はよけましょう。

ちなみにとり肉は皮つきのまま調理し、食べるときに皮を取ると、パサパサにならずおいしくいただけます。

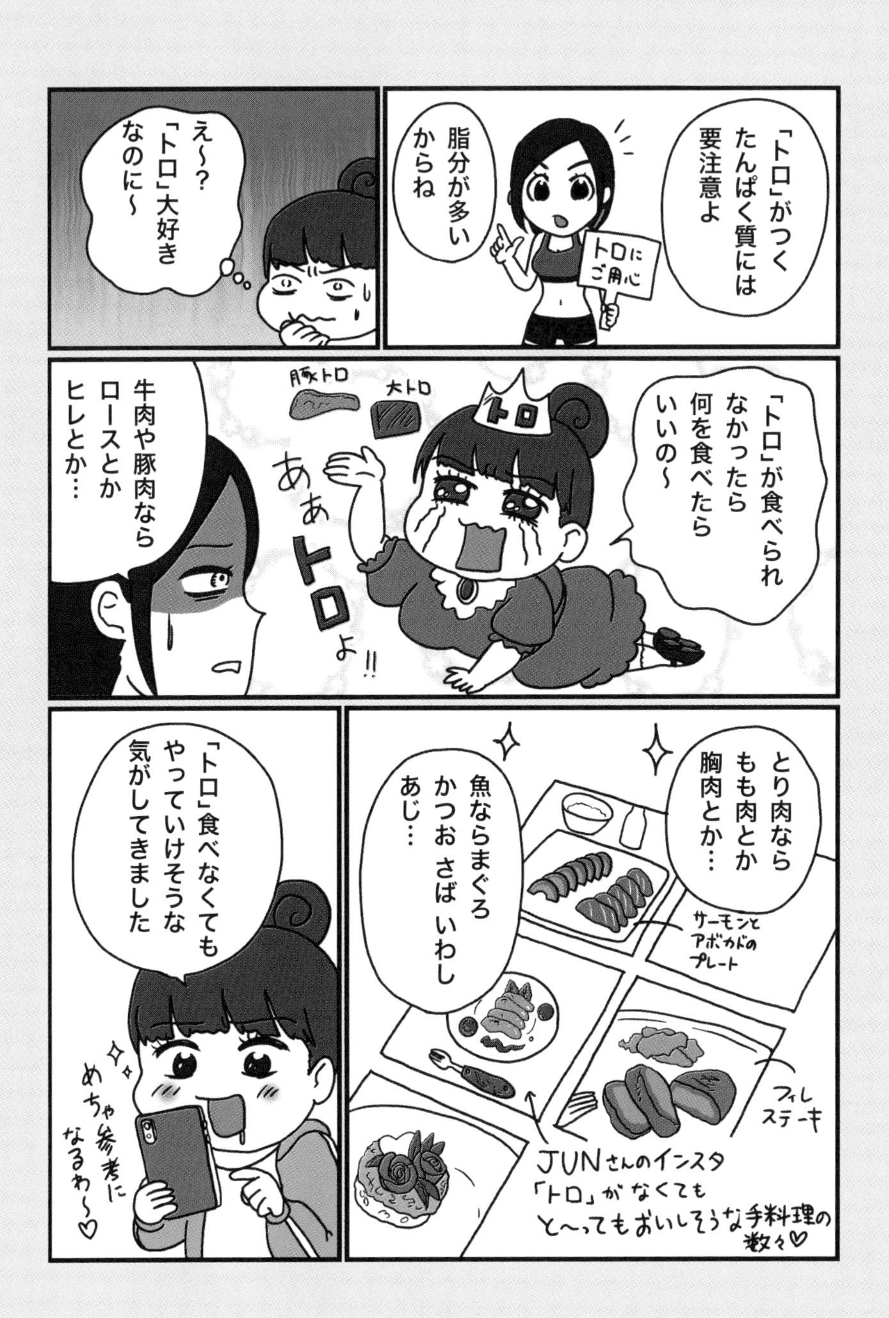
「トロ」がつくたんぱく質には要注意よ
脂分が多いからね
トロにご用心
え〜？「トロ」大好きなのに〜
「トロ」が食べられなかったら何を食べたらいいの〜
豚トロ
大トロ
トロ
ああトロよ!!
牛肉や豚肉ならロースとかヒレとか…
とり肉ならもも肉とか胸肉とか…
魚ならまぐろかつお さば いわしあじ…
サーモンとアボカドのプレート
フィレステーキ
JUNさんのインスタ「トロ」がなくてもと〜ってもおいしそうな手料理の数々♡
「トロ」食べなくてもやっていけそうな気がしてきました
めちゃ参考になるわ〜♡

コンビニで買える調理ゼロのたんぱく質食材を常備して「つい、糖質食べ」を防ぐ

コンビニやスーパーマーケットなど、食べ物を扱う店には糖質があふれています。特に、菓子パンやインスタントラーメン、レトルトカレー、おにぎりやお弁当など、手軽に食べられるものには、どれも糖質がたっぷり。口さみしいときや、小腹がすいたとき、糖質を欲していなくても、手が伸びてしまうのです。この「つい、糖質食べ」を防ぐには、サッと食べられるたんぱく質の食材を常備しておくのがカギ。缶を開けるだけ、封を切るだけで食べられる、調理いらずのたんぱく質食材をそろえておきましょう。

糖質制限食品の代表選手ともいえるサラダチキンは、コンビニやスーパーで購入可能。そのまま食べるのはもちろん、時間があるときは生野菜と合わせてチキンサラダにした

即食べできるものをチョイス

疲れているときや時間のない朝でもたんぱく質をとれるお手軽食材。そろえておくと3Days糖質オフを続けやすくなります。

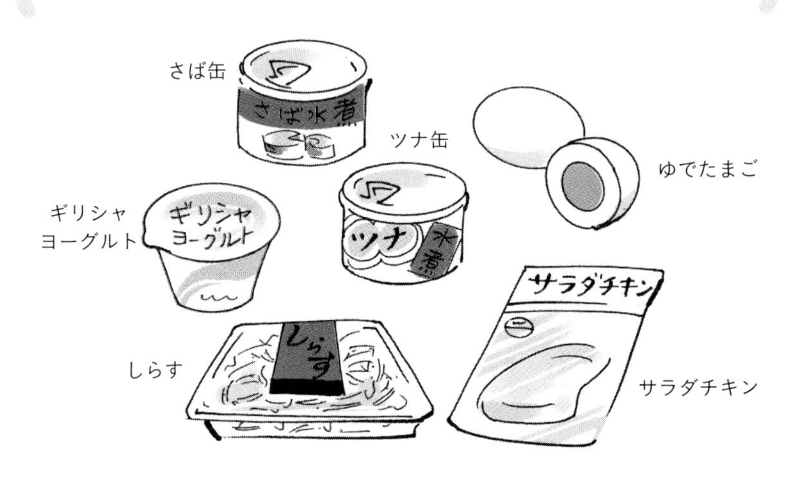

サラダチキンや魚の缶詰は、たっぷりとたんぱく質15～20gを含有。動物性たんぱく質のメインおかずになる！

り、スープやおかゆの具に使ったりとアレンジ食べもOK。賞味期限は1～2週間程度なので、まとめ買いして常備できます。

さば缶やツナ缶など魚の缶詰も賞味期限が長い上、コスパもグッド。ただし味付けによっては糖質量が高いものもあるので注意。糖質量の表示をチェックしましょう。油漬でなく水煮を選ぶのが高糖質を避けるコツです。

しらすやゆで卵、ギリシャヨーグルト（高たんぱく質ヨーグルト）も小腹を満たすのにおすすめ。冷蔵庫にあれば、時間のない朝もメニュー選びに困りません。

JUNおすすめ
手軽に作れる高タンパクおかずのレシピ

recipe 1

とり胸肉のチャーシュー

【材料（作りやすい分量）】

とり胸肉…………2枚
★料理酒…………150mℓ
★しょうゆ…………50mℓ
★酢…………50mℓ
★おろししょうが…………小さじ1

【作り方】

❶とり胸肉の皮を取り、フライパンで両面を軽く焼く。
❷★の材料を❶のフライパンに入れ、とり肉をたまにひっくり返しながら弱火で30分煮る。
❸火を止めてでき上がり。保存する場合はそのまま半日漬けこんでから取り出し、容器に入れる。

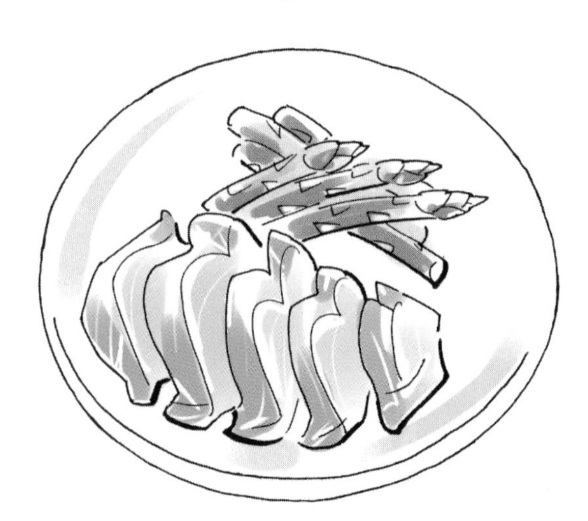

recipe
2
アボカドとツナのチーズ焼き

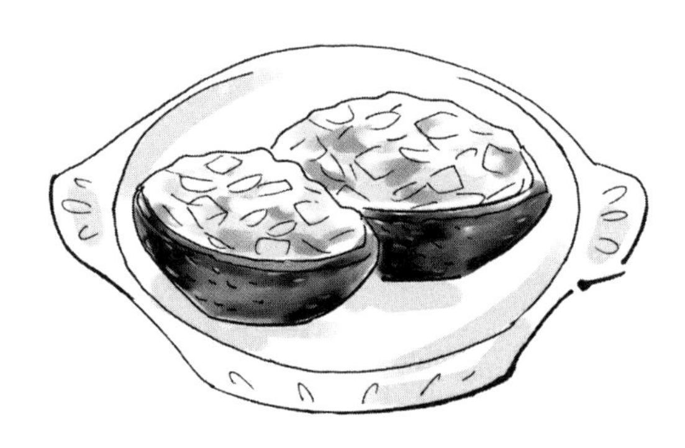

【材料（2人分）】

アボカド……………………………………1個
★ツナ水煮缶…………………½缶(35g)
★カッテージチーズ………………………15g
★ブラックペッパー……………… 少々

【作り方】

❶アボカドを縦半分に切って種を取り中身をくり抜く。

❷❶のアボカドをつぶし、★と混ぜ合わせる。

❸アボカドの器に❷を2等分してそれぞれ入れ、トースターで焦げ目がつくまで焼いたらでき上がり。

recipe
3
低糖質ハンバーグ

【材料（4個分）】

玉ねぎ………………………………… ½個
★牛赤身ひき肉…………………… 300g
★おからパウダー…………………………50g
★卵………………………………… 1個
★塩・こしょう………………… 各少々
アーモンドミルク（無糖）……… 少々

【作り方（4個分）】

❶玉ねぎはみじん切りにして電子レンジ（500W）で３分加熱する。

❷❶と★を混ぜ合わせる。水気が足りずタネがまとまらなければ、アーモンドミルクを適宜足す。

❸ハンバーグの形に成形して、中火で片面３分ずつ焼く。蓋をして弱火で８分、じっくり火を通したらでき上がり。

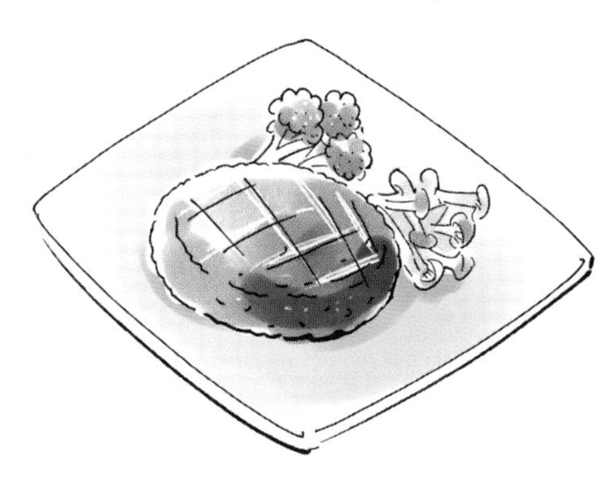

見えない油が太る原因
"サラダには塩"が新常識

ダイエット中、脂質にも気を配るとよりダイエット効果を高めることができます。糖質と脂質のカロリーが1g4kcalなのに対して、脂質は1g9kcal。カロリー制限ダイエットのように神経質になる必要はありませんが、それでもカロリーを過剰摂取すれば太りやすくなるからです。

避けたいのは、マーガリンや揚げ油など油そのものだけでなく、ドレッシングやマヨネーズ、カレールゥなど、脂質と意識せずにとっている見えない油。特にラーメンやケーキなどの「油×糖」や、サーモンやアボカドにドレッシングをたっぷりかけるような「油×油」の組み合わせメニューは、とても太りやすいのでダイエット中は避けたいところ。

見えない油を控えるには、調味料を液体から固形物に変えるのも一つの手です。サラダはドレッシングではなく塩で和える、チキンステーキはソースではなく柚子こしょう

JUNおすすめ調味料

マヨネーズやケチャップ、ドレッシングを多用すると油をとりすぎる恐れが。塩やだしなど、油を使っていない調味料を。

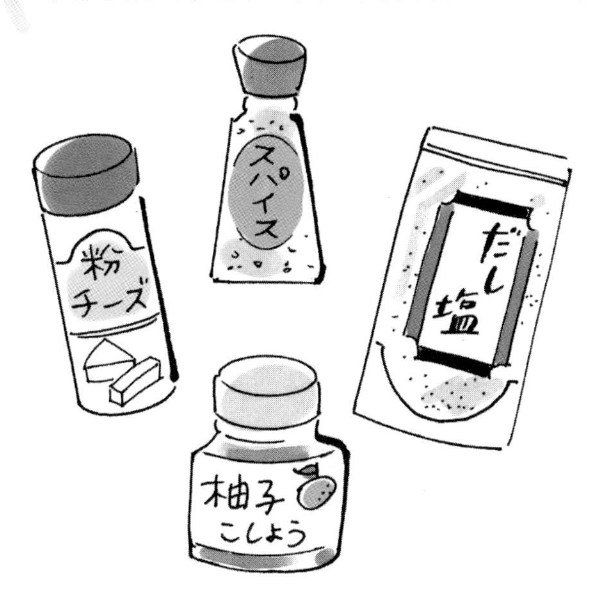

- 塩
- 塩こんぶ
- だし
- 麺つゆ
- レモン汁
- みそ
- ポン酢
- こしょう
- ごま
- 柚子こしょう
- わさび
- 粉チーズ
- スパイス

をつけるなど、固形の調味料を積極的に使ってみましょう。

脂質のとりすぎは控えたいですが、油抜きダイエットのように脂質を制限しすぎるのも問題。うるおい不足で全身がカサついてしまうからです。

おすすめの油は脂肪燃焼のスイッチを入れてくれるオメガ3脂肪酸や中鎖脂肪酸。さばやいわしなど青魚の油や、アマニ油、ココナッツオイルなどがこれに当たります。

従来食べてきた油を控え、代わりにカラダにいい油をとれば、うるおいを保ちながらやせていくことができるのです。

ドクターズコラム

サラダ油、えごま油、MCTオイル 何が違う？　どれをとる？

脂質には飽和脂肪酸か不飽和脂肪酸か、中鎖脂肪酸か長鎖脂肪酸かなど、さまざまな違いや種類があります。

どれか一つではなく、バランスよくとるのが理想。中でもオメガ３脂肪酸、オメガ６脂肪酸は体内でつくり出せない必須脂肪酸で欠かすことはできません。

ただし、身近な加工食品には多くの油が使われており、無意識のまま食べていると飽和脂肪酸やオメガ６脂肪酸をとりすぎることになります。中でもサラダ油やコーン油などオメガ６脂肪酸のとりすぎは深刻で、体内で炎症やアレルギーを引き起こす問題が頻発。オメガ６脂肪酸は、むしろ控えることを心がけたいのです。

これらの代わりに積極的にとりたいのは、青魚に含まれる脂やアマニ油、えごま油に代表されるオメガ３脂肪酸です。オメガ３脂肪酸はカラダを温めて基礎代謝を高めたり、中性脂肪の合成を抑制したり、ダイエットにうれしい効果がいっぱい。また、血液をサラサラにして動脈硬化を防ぐ健康効果も見逃せません。

現代の日本人は魚より肉に食習慣が偏っていることなどが原因で、摂取量が激減。青魚を手軽にとるには、さば缶など缶詰がおすすめです。アマニ油やえごま油は熱に弱く酸化しやすいため揚げ油に使うのはNG。さっと炒める程度の炒め油として使うか、ヨーグルトや味噌汁にスプーン１杯分入れるなどがおすすめです。

ほかにとりたい油は、ココナッツオイルやMCTオイルなどの中鎖脂肪酸。脂肪を分解して糖の代わりのエネルギーになるケトン体をつくる働きが高く、また脂肪としてカラダにつきにくいという特徴があります。

反対に絶対に避けたいのは、マーガリンやショートニングなどのトランス脂肪酸。フライドポテトやスナック菓子、クッキーなどに多く含まれていて、肥満やアレルギー、心筋梗塞などを引き起こす油として問題視されています。

とりたい油と避けたい油を知り、カラダにいい油をとるように心がけましょう。

脂肪酸の種類

分類	鎖	価	脂肪酸・主な食品	
飽和脂肪酸	短鎖		・**短鎖脂肪酸（酢酸、酪酸など）** 酢、牛乳など	
飽和脂肪酸	中鎖		・**中鎖脂肪酸（ラウリン酸など）** ココナッツオイル、MCTオイルなど	とりたい！
飽和脂肪酸	長鎖		・**長鎖脂肪酸（ミスチリン酸など）** 牛や豚の脂、バターなど	控えたい！
不飽和脂肪酸	長鎖	多価	・**オメガ3脂肪酸（α-リノレン酸、EPA、DHA）** 青魚、アマニ油、えごま油など	とりたい！
不飽和脂肪酸	長鎖	多価	・**オメガ6脂肪酸（リノール酸など）** ごま油、サラダ油、コーン油など	控えたい！
不飽和脂肪酸	長鎖	一価	・**オメガ9脂肪酸（オレイン酸など）** オリーブ油、キャノーラ油など	

脂肪酸	主な食品	
・**トランス脂肪酸**	マーガリン、ショートニングなど	避けたい！

シンプルな調理法で余分な糖質＆脂質をシャットアウト

同じ肉でも油で揚げるかゆでるかなど、調理法によって糖質や脂質の摂取量は大きく変わってきます。余分な糖質や脂質を避けるために、私がよく使っている調理法は、蒸す、ゆでる、ホイル焼き、電子レンジでチン、オーブン焼きの５つ。まれに炒めものなど焼き料理を作りたいときは、油を使わずにすむテフロン加工のフライパンを活用。ちなみに、焼き肉など網焼きで肉や魚を焼くときは、「よく焼き」で脂を落とすのも脂質を減らすコツです。

また、下味をつけてこねる→丸めて揚げる→スープで煮込むといったように、調理工程が複雑になるほど糖質や脂質が多くなりがち。生で食べられるものは生のまま、火を通すものは蒸す、レンジでチンするなど一工程で調理を終えることで、糖質と脂質を最

調理次第で糖質も脂質もダウン

たら、豆腐、豚肉、とりもも肉とそれぞれ同じ食材を同じ分量使った料理でも、調理法次第で糖質、脂質を抑えられる。

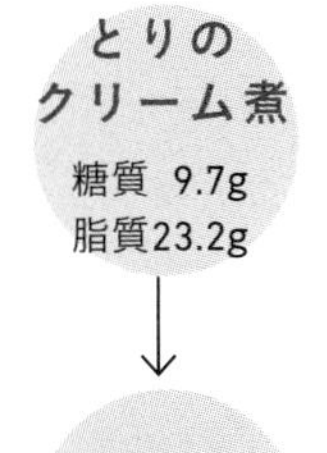

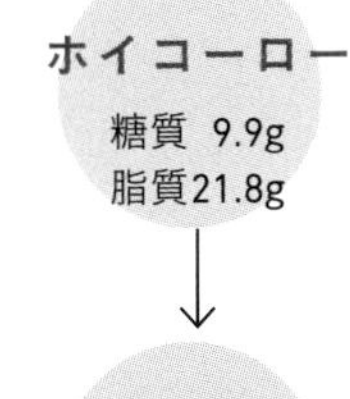

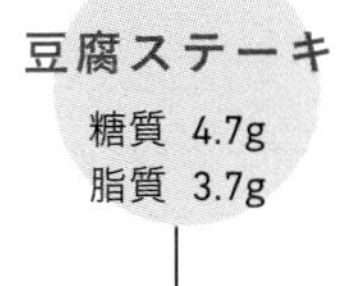

たらのフライ
糖質 6.3g
脂質16.3g

↓

チキンソテー
糖質 0.0g
脂質13.8g

豚肉の塩焼き
糖質 0.0g
脂質10.7g

豆腐田楽
糖質 2.3g
脂質 2.5g

たらのハーブ焼き
糖質 0.3g
脂質 2.2g

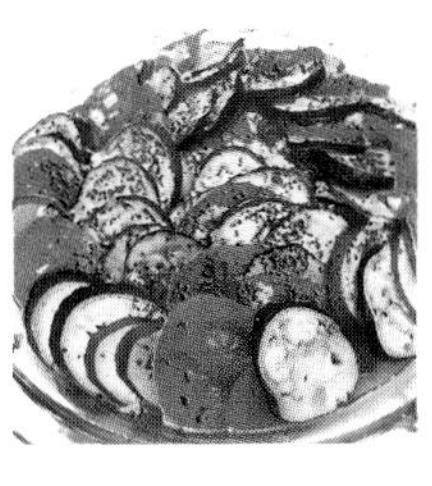

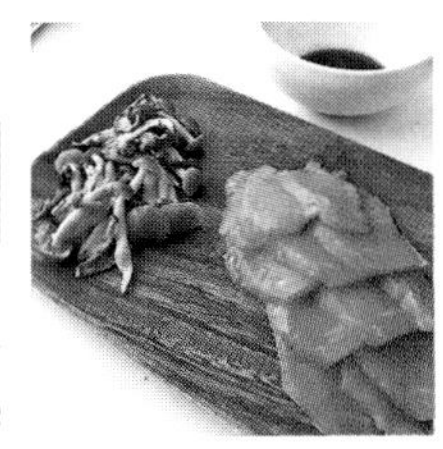

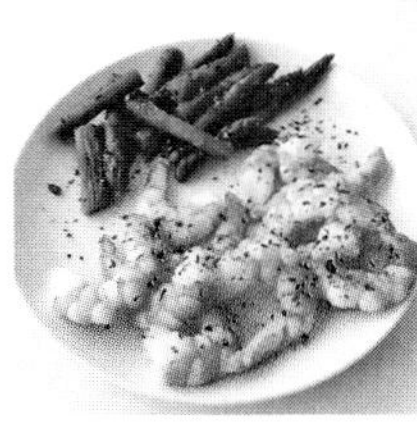

魚はできるだけ生で。シンプルなオーブン焼きやボイルするだけの調理法は手間もかからず素材の味をおいしく味わえる。

小限に抑えることができます。調理の手間が省けるのも、料理が苦手な人にとっては大きなメリット！

　でき上がった料理にソースやたれを回しかけると、必要以上にかけすぎてしまうため、〝調味料はかけずに添える〟が基本です。ノズルの先が細いものや、ボトルを押してちょいがけできるものなど、使いすぎない工夫がされた形状を選ぶことでも、糖質と脂質のとりすぎを防げます。ケチャップやめんつゆは糖質オフ商品も豊富。糖質オフの食生活に役立てていきましょう。

たんぱく質＋野菜・きのこのメニューの組み立てで糖質が入るすき間をなくす

ダイエットは「制限」ばかりに目が行きがちですが、3Days糖質オフダイエットで大事なのは、糖質の代わりに何を食べるかという点。ガマンするのではなく、カラダに必要な栄養を選ぶと考えましょう。たんぱく質は体重×1.5gが理想ですから、毎食しっかり食べないと追いつきません。炭水化物を減らすと食物繊維も不足しがちなので、野菜やきのこ類は多めにとりたいところ。カラダにいい油もとって……とメニューを組み立てていくと、主食なしでも満腹感を得られるメニュー構成になります。

メニューを組み立てる上で、糖質の多い食べ物、GI値の低い食べ物、良質なたんぱく質が含まれている食べ物など、正しい食の知識が自然と身についていくはず。それはあなたにとって、一生健康できれいでいられる、大きな財産になりますよ。

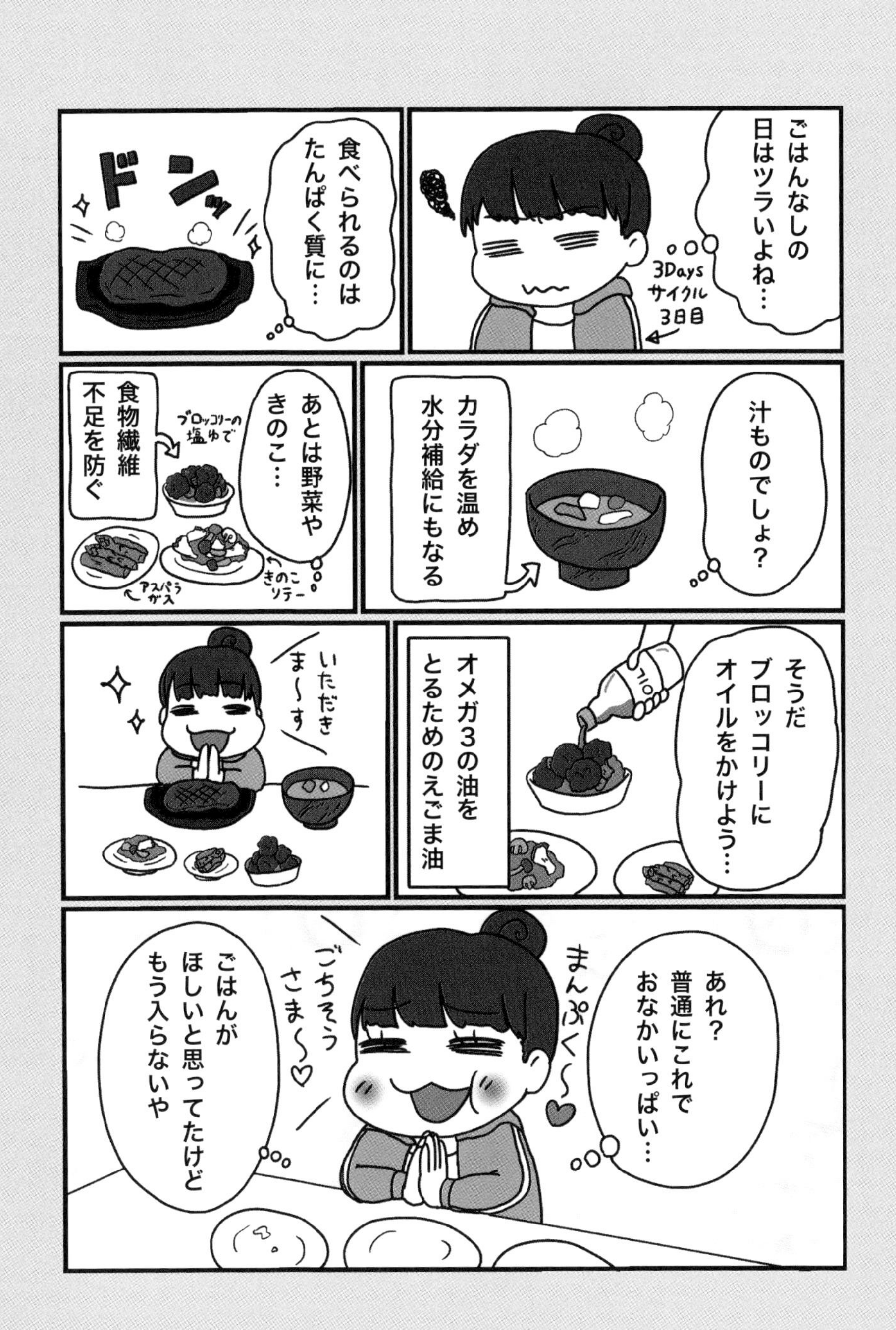
ごはんなしの日はツラいよね…
3Daysサイクル3日目
食べられるのはたんぱく質に…
ドンッ
汁ものでしょ？
カラダを温め水分補給にもなる
あとは野菜やきのこ…
ブロッコリーの塩ゆで
食物繊維不足を防ぐ
きのこソテー
アスパラガス
そうだブロッコリーにオイルをかけよう…
オメガ3の油をとるためのえごま油
いただきま〜す
あれ？普通にこれでおなかいっぱい…
まんぷく〜
ごちそうさま〜
ごはんがほしいと思ってたけどもう入らないや

バストを徹底ガードすれば"胸からやせる"は防げる

ダイエットすると胸からやせて、リバウンドするときはおなかから太る……。ダイエットあるあるですね。胸は脂肪でできていますから、脂肪を落とせば残念ながら胸も小さくなります。ただし、胸の落ち幅を最小限に食い止める工夫は可能！

私の場合、胸を絶対に揺らしません。普段からホールド力の強いブラジャーをつけ、寝るときはナイトブラがマスト。特に大事なのは運動するときです。胸はクーパーじん帯というコラーゲンでできた組織が脂肪や乳腺組織を支えていますが、激しく揺れると伸びてしまうのです。クーパーじん帯の伸びを防ぐために、ジムでトレーニングすると

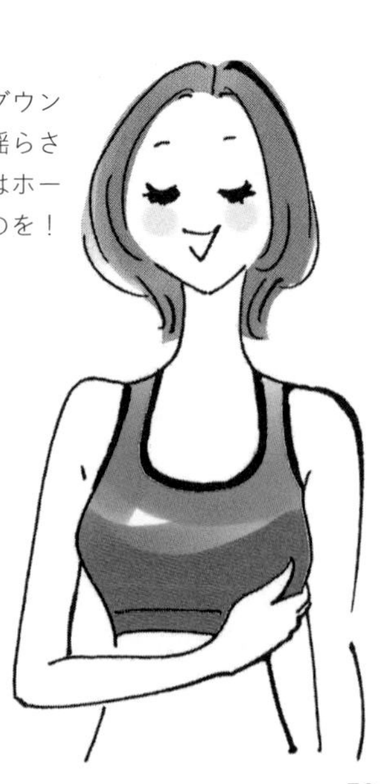

バストをサイズダウンから守るには、揺らさないこと。ブラはホールド力の強いものを！

ドクターズコラム

バストが落ちやすいのは内臓脂肪だから！

ダイエットをすると胸が落ちやすいのには理由があります。それは、胸の脂肪は皮下脂肪ではなく内臓脂肪だから。よく皮下脂肪は定期預金、内臓脂肪は普通預金といわれますが、カラダがエネルギー不足に陥ったとき、最初に分解されるのは内臓脂肪なのです。

胸を落とさないためには、糖質をとりすぎないようコントロールしつつ、エネルギー不足に陥らないことが肝心。摂取カロリーが基礎代謝量を下回らないよう気をつけてください。

栄養の中でも、たんぱく質はよほど意識しないと摂取量が低くなってしまいがち。胸を守るには、最低限、体重×１gのたんぱく質をとるよう心がけましょう。

脂質不足もバストをサイズダウンさせる原因になるので、良質の油を適量とることが必要です。

ダイエットしながら胸を守るには、ただやせる以上に食事への意識を高め、糖質、たんぱく質、脂質をとることが大事なのです。

きにはスポーツブラにチェンジ。ジョギングするときも、スポーツブラが必須です。

タンクトップとブラカップが一体になったブラトップはラクチンですが、バストを守るにはホールド力が不十分。サイズ展開も豊富ではなく、大きめカップの中で胸が揺れ動くのも胸の形が崩れる原因に。毎日つけるのはおすすめしません。

胸がやせるのを防ぐもう一つの方法は、乳房が乗っている土台である大胸筋を鍛えることです。両手のひらを胸の前で合わせ、左右からグーッと押し込むエクササイズが大胸筋のトレーニングにピッタリ。ぜひ取り入れてみてください。

MATOME

厳しい糖質制限で失敗

～ムチ子の場合～

POINT 1

糖質に頼り切った食生活から脱却する

カラダを動かすエネルギー源である糖質。ただしとりすぎれば、余った糖質は脂肪細胞に蓄えられムダ肉と化します。カレーライスやラーメンなど炭水化物一皿もの中心の食事が、糖質過多の大きな原因。食生活を見直してみましょう。

POINT 2

糖質を適量とることを怖がらない

糖質をとらなければやせますが、完全にオフにするとただ細いだけのしょぼいカラダに。筋肉を守りつつストレスをためないために、ある程度の糖質は必要です。3日のうち2日間は主食を食べる3Days糖質オフのルールを守ること。

POINT 3

主食はお米。血糖値を上げすぎない工夫で食べる

主食にしたいのはお米。パンやパスタと違い、複雑な工程なしで食べられるお米には、余計なものが入り込むすきがありません。GI値が低い玄米をチョイス

し、食事の最後に食べるのが、お米を食べてもやせるコツ。

POINT 4

脂身の少ないたんぱく質を積極的にとる

これまで糖質でとってきた摂取カロリーが減る分は、たんぱく質でまかないます。肉や魚の動物性たんぱく質を中心に、余分な脂をよけて食べるのがベスト。一回に30gを上限に食べれば、たんぱく質を余すことなく代謝できます。

POINT 5

油は中鎖脂肪酸、オメガ3脂肪酸に切り替える

脂質は控えるのではなく、質のいい油に切り替えましょう。肉の脂を控えて代わりに魚の脂を、サラダ油やトランス脂肪酸をとる代わりにMCTオイルなどの中鎖脂肪酸や、えごま油などのオメガ3脂肪酸を。いい油が、脂肪燃焼のスイッチを入れてくれます。

〈マンガ4〉糖質制限とカロリー制限を混同して失敗 〜ポチャ子の場合〜

はじめまして ムチ子ちゃんに 紹介してもらった ポチャ子です
JUNさんの おかげで やせられたんだ
ヨユーの 二の腕出し
まさかの スキニー
ムチ子 ちゃん!?
わっ
私 糖質制限しても やせられない体質 みたいなんです〜!
JUNさん助けて〜
落ち着いて どんなダイエットを したのか教えて
ちゃんと 糖質制限の本を 読んで…
すい臓… インスリン… よくわかんない
難しい 医学
ド
ンッ
とにかく ごはんとスイーツを 食べなきゃいいはず
という結論に 至りました

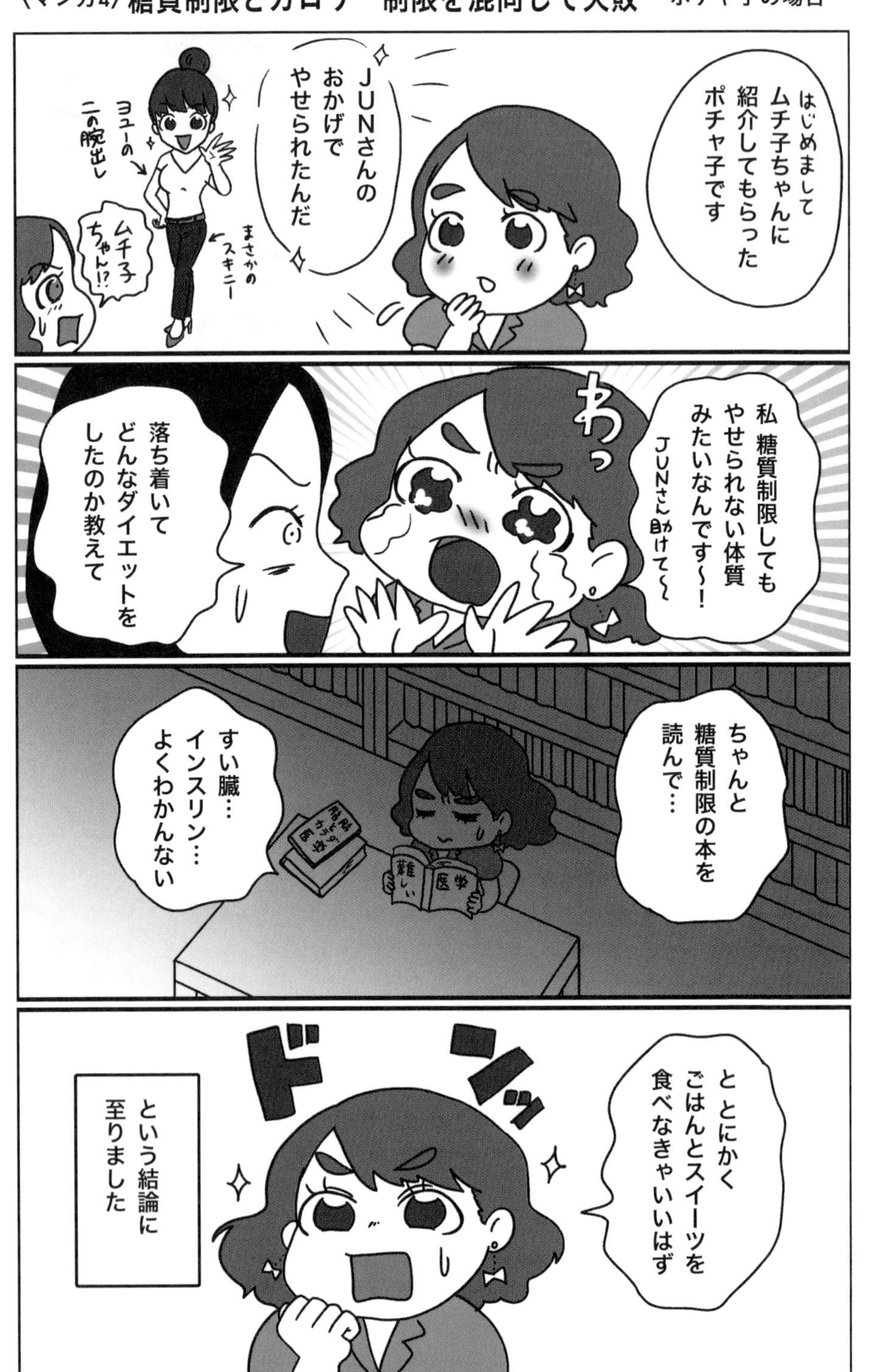

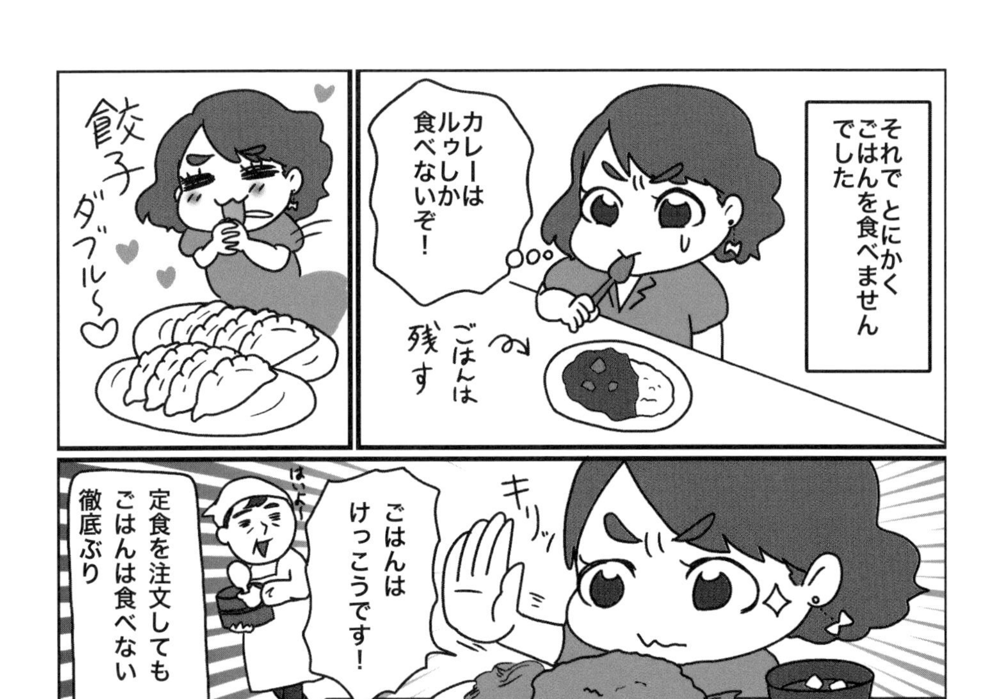
それで とにかく
ごはんを食べません
でした
カレーは
ルゥしか
食べないぞ！
ごはんは
残す
餃子
ダブル〜♡
キリッ
ごはんは
けっこうです！
はいよ〜
定食を注文しても
ごはんは食べない
徹底ぶり

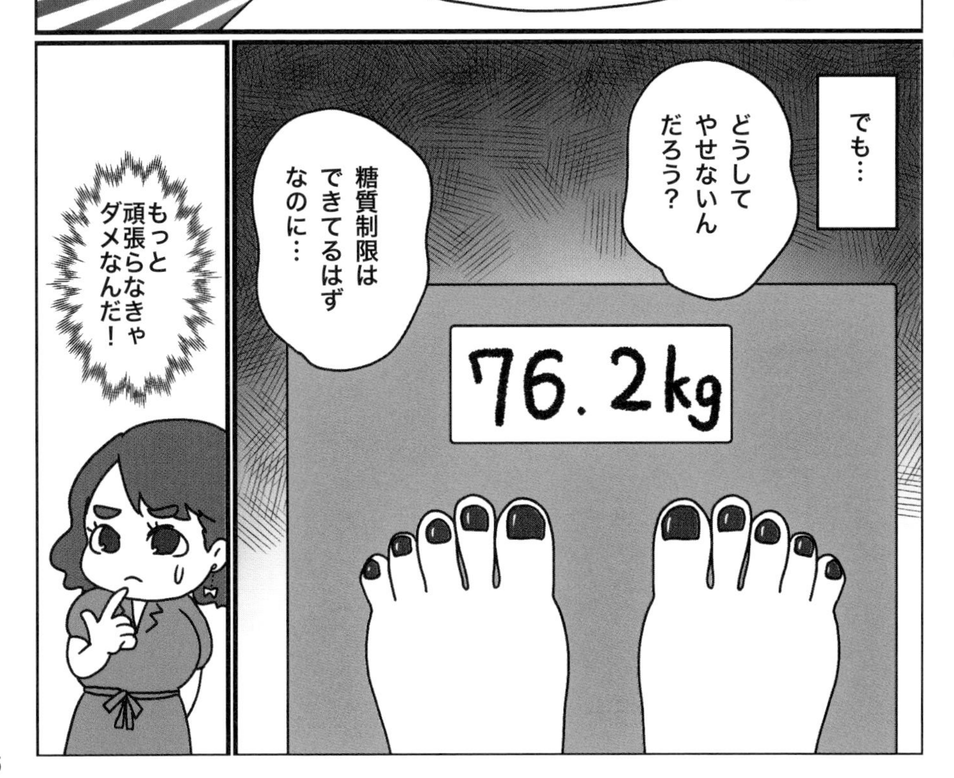
でも…
どうして
やせないん
だろう？
糖質制限は
できてるはず
なのに…
76.2kg
もっと
頑張らなきゃ
ダメなんだ！

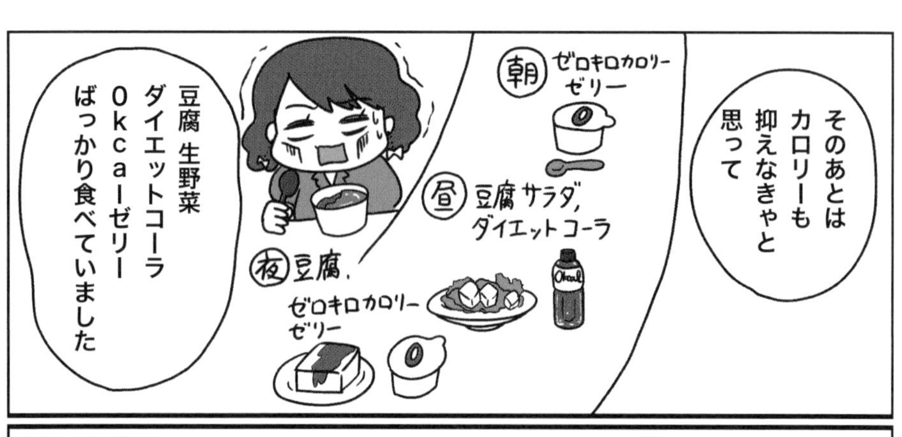
そのあとは
カロリーも
抑えなきゃと
思って
朝 ゼロキロカロリー
ゼリー
昼 豆腐サラダ,
ダイエットコーラ
夜 豆腐,
ゼロキロカロリー
ゼリー
豆腐 生野菜
ダイエットコーラ
0kcalゼリー
ばっかり食べていました

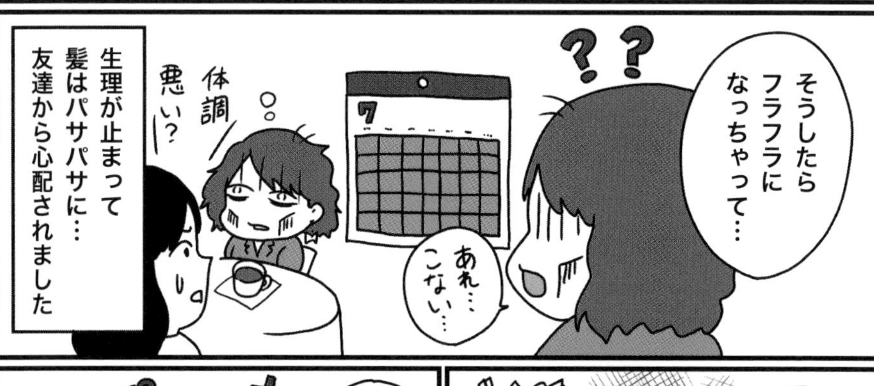
そうしたら
フラフラに
なっちゃって…
あれ…
こない…
体調
悪い？
生理が止まって
髪はパサパサに…
友達から心配されました

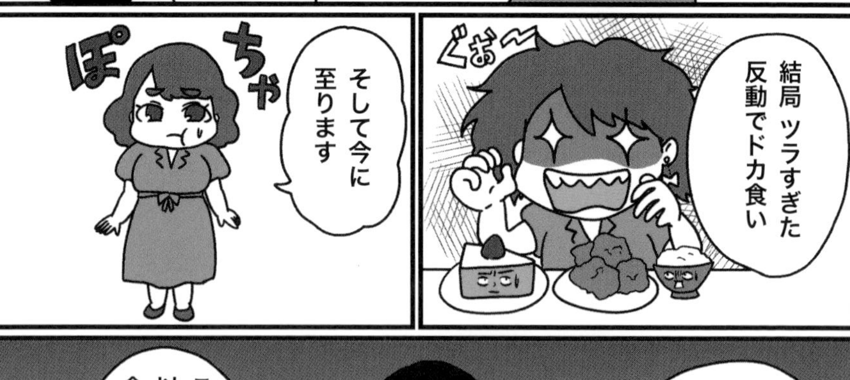
ぐぉ〜
結局 ツラすぎた
反動でドカ食い
ぽ
ちゃ
そして今に
至ります

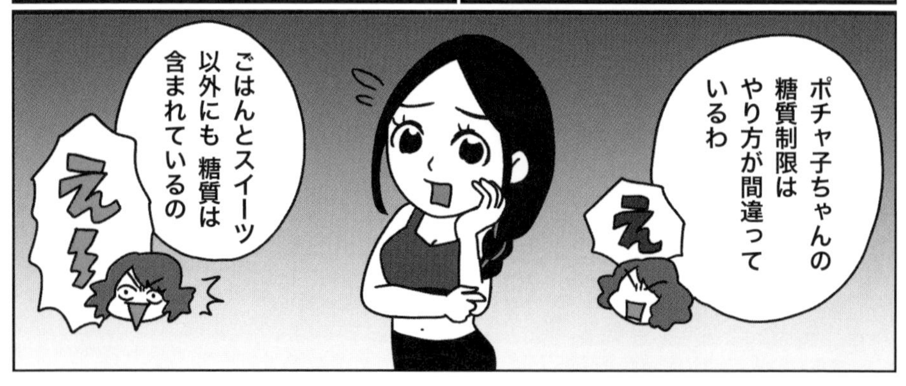
ポチャ子ちゃんの
糖質制限は
やり方が間違って
いるわ
え
ごはんとスイーツ
以外にも 糖質は
含まれているの
え

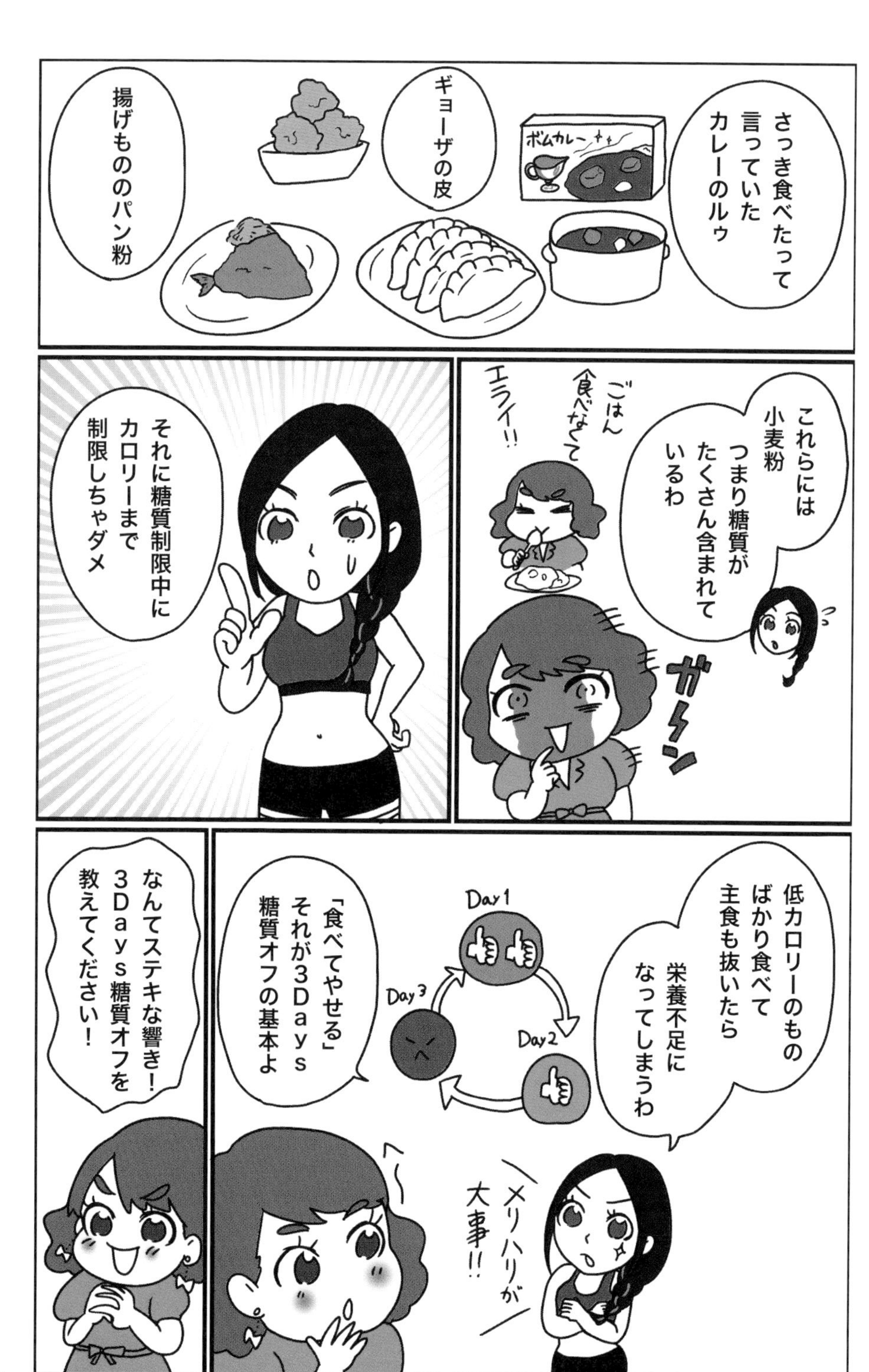
さっき食べたって言っていたカレーのルゥ
ボムカレー
ギョーザの皮
揚げもののパン粉
これらには小麦粉つまり糖質がたくさん含まれているわ
ごはん食べなくてエライ!!
ガタン
それに糖質制限中にカロリーまで制限しちゃダメ
低カロリーのものばかり食べて主食も抜いたら栄養不足になってしまうわ
メリハリが大事!!
Day1
Day2
Day3
「食べてやせる」それが3Days糖質オフの基本よ
なんてステキな響き！3Days糖質オフを教えてください！

自己流糖質制限で やせられない犯人!? 「隠れ糖質」を避けるコツ

3Days糖質オフダイエットでは、小麦粉やじゃがいもを避けるのがルール。ところがこれらが含まれている食品は、意外と多いのです。

餃子や小籠包など点心の皮は小麦粉から作られていますし、カレーやシチューのルゥにも小麦粉がたっぷり。メンチカツなどのフライは衣のパン粉がパンからできていますから、これまた小麦粉が多く使われています。ヘルシー食材と人気の春雨も、原材料はいも類のでんぷん。ゆで春雨100gあたり糖質量は20g前後と、なかなかの高糖質食材です。意外なところではラテなど牛乳を使った飲みもの。牛乳の糖質量は100gあたり4.8gなので、一日に何杯も飲むのは避けたいところです。

高糖質の食品を避けるため、食品の糖質量がわかる本やアプリ、パッケージに表示さ

とりすぎ注意の隠れ糖質フード

小麦粉やじゃがいもを使った高糖質食材に注意。ごはんやスイーツをガマンしても、たっぷり糖質をとっている恐れがあります。

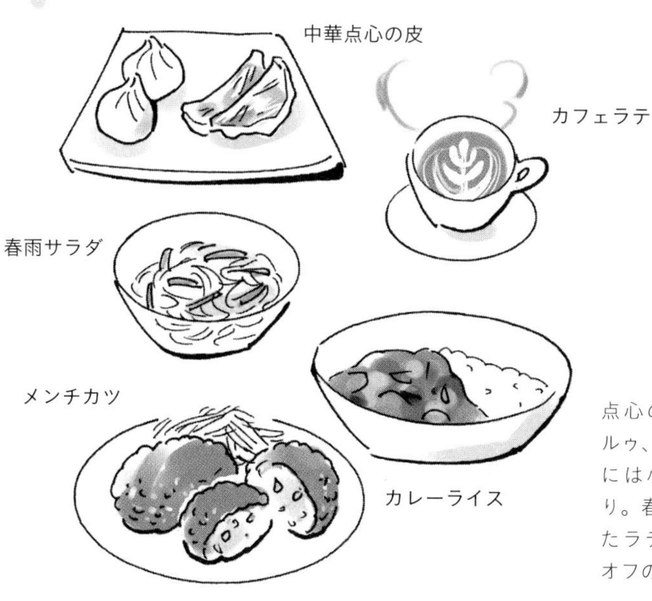

点心の皮やカレーのルゥ、フライのパン粉には小麦粉がたっぷり。春雨や牛乳を使ったラテも、3Days糖質オフの間は控えたい。

れた糖質量を確認してみましょう。

糖質量は炭水化物から食物繊維を引いた数値。糖質の表示がなければ炭水化物と食物繊維の量をチェックしましょう。

気をつけたいのは「糖類ゼロ」「甘さ控えめ」の表示。「糖類ゼロ」と表示されていても、糖質である糖アルコールや多糖類は含まれている可能性があります。「甘さ控えめ」に至っては、表示の基準がないので、糖質がしっかり入っていることも。3Days糖質オフでは、ごはん以外からとる糖質量は、一食10～20g程度に抑えるのが理想。隠れ糖質を避け、20g以内を目指しましょう。

とりすぎ注意！人工甘味料には「太りやすくなる」副作用がある

糖質を抑えたいけれど、甘いものをガマンしたくない。そんなとき、人工甘味料は強い味方です。私自身、どうしてもガマンできないときはカロリーゼロの飲料やゼリーに頼ることもあります。ただし、毎日のように摂取するのは、やめたほうがいいでしょう。

人工甘味料自体に血糖値を上げる働きはありません。ですから、人工甘味料をとって太ることはないんです。でも困るのはその後。

本物の砂糖をとれば、カラダはインスリンを分泌。糖をエネルギーに変えたり脂肪に蓄えたりして、血糖値を下げようとします。ところが人工甘味料の場合、甘さを感じる

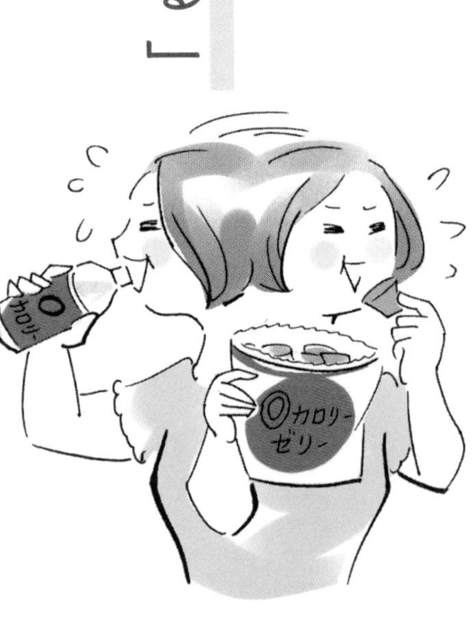

人工甘味料で甘いものへの欲求が満たされるのはいっときだけ。頼りすぎは厳禁！

ドクターズコラム

甘いものを食べたいなら"糖断ち"がベスト

人工甘味料の弊害として、腸内環境の悪化も見逃せません。人工甘味料によって腸内の善玉菌が減少し、悪玉菌が増加。その結果、血糖値を正常に保つGLP-1というホルモンが減り糖尿病のリスクが高まるというマウス実験の結果が報告されています。

人工甘味料と本物の砂糖、どちらの健康被害が大きいかはわかりませんが、砂糖のとりすぎが糖尿病や動脈硬化を引き起こすことと、人工甘味料に添加物が使われていることは事実。それならば、砂糖の代替え食品よりも、糖依存から抜け出すことを求めましょう。

私たちは刺激に慣れ、より強い刺激を求める傾向があります。すりつぶした野菜で満足していた赤ちゃんも、人工の離乳食を覚えたらそちらがほしくなるのです。逆に甘いものを断てば、野菜の中のわずかな糖質の甘みにも敏感になります。糖依存から抜け出したほうが、「甘い」と感じるものをたくさん食べられるのです。

のにインスリンは分泌されないというイレギュラーな事態に。するとカラダは「こんなに甘いものをとったのに、エネルギーとして使えない？」と混乱。もっと甘くてカロリーの高いものを摂取しないとエネルギー不足になると勘違いして、グレリンという食欲を増進させるホルモンを分泌するのです。その結果、前以上に甘いものがほしくなり、糖質への飢餓感が高まってしまうというわけです。

毎日とっている人は、一度、人工甘味料断ちを試してみて。甘いものへの飢餓感を和らげるには、摂取の頻度を減らすのが正解です。

脂肪をメラメラ燃やせるカラダは肉、魚でつくられる！

糖質制限ダイエットをしてやせたという人の中に、実は糖質だけでなく摂取カロリーも抑えたためにやせたという人を多く見かけます。

糖質だけでなくカロリーも制限すればやせやすいと考えるのは早合点。栄養不足では、必要な筋肉が減るために基礎代謝が低下し、やせにくい体質になってしまうのです。少ないカロリーでやりくりできるカラダになってしまうと、低カロリーメニューを食べ続けてもそのうちにダイエットが頭打ちに。食べる量を減らしてもやせられず、反動で食事量が増えたら、あっという間にリバウンドしてしまうでしょう。

もやしやこんにゃくといった低カロリー食品には、脂質を燃焼させるのに必要なL－カルニチンなどの成分がほとんど入っていないため、燃焼効率のいいカラダをつくることができないのも問題です。

糖質の代わりにたんぱく質をとる！

糖質を減らすだけでは、カロリー不足でやせにくいカラダに。たんぱく質と脂質でカロリーを補って燃焼ボディをキープ！

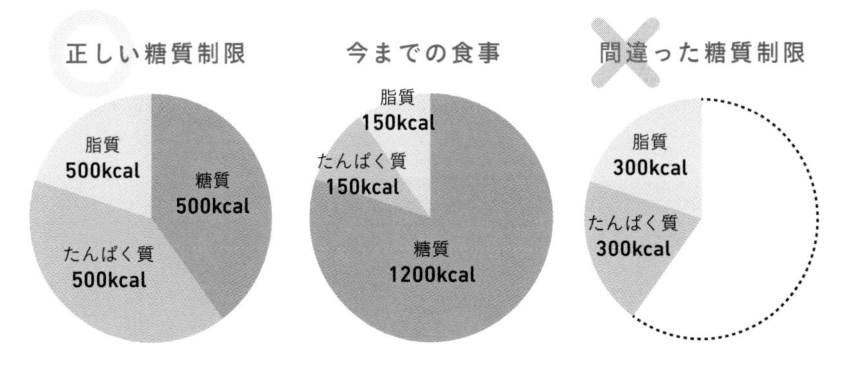

必要なカロリーのほとんどを糖質で摂取していた場合。糖質を抜くだけでは、カロリー不足に陥ってしまう。これまでの３倍は、良質なたんぱく質と脂質をとる意識が必要。

目指したいのは、低カロリーで事足りる省エネの冷えたボディではなく、脂肪をどんどん燃やせるメラメラボディ。

今までの食生活から糖質だけを抜くのは大間違い。特に、これまで糖質に頼った食生活をしてきた人であれば、糖質がなくなった分、全体のカロリーが足りなくなってしまいます。糖質を減らした分のカロリーを良質なたんぱく質と脂質で補うのが正しい3Days糖質オフダイエットです。カロリーをとることを怖がらず、L-カルニチンが多く含まれる赤身の肉など、動物性たんぱく質をしっかりとりましょう。

ドクターズコラム

超ため込みモード

一日に1200kcalは食べなきゃダメ！
「低T_3症候群」にご用心

厳しいカロリー制限ダイエットや、糖質制限ダイエットで栄養が足りなくなるとカラダが省エネモードになります。これは医学的にいうと「低T_3症候群」という症状で、甲状腺の異常です。

甲状腺というのは喉のあたりにある甲状腺ホルモンを分泌する器官。甲状腺ホルモンには「T_3（トリヨードサイロニン）」「T_4（サイロキシン）」などがありますが、栄養不足の状態が続くと、このうちのT_3だけが低下。これは、エネルギーが入ってこないにもかかわらず熱量をたくさん使うカラダでは生きていけないため、基礎代謝を下げようと甲状腺が調整している状態です。

症状としては疲れやすさや冷え、むくみ、そして少し食べただけで太りやすくなるなど、ダイエットをする女性にとってはうれしくないものばかりです。

低T_3症候群にならないようにするには、栄養不足を回避しなくてはなりません。そのためには、どのぐらいのエネルギーがあれば生きていけるのか、自分の基礎代謝量（安静にしていても消費するエネルギー）と、活動代謝量（動いて消費するエネルギー）を知ることが大切です。左の表はあくまでも目安ですが、30代・40代の女性であれば一日の基礎代謝量は1150kcal。活動代謝量は活動レベルによって大きく異なり、デスクワークや軽い家事中心の女性であれば600kcal程度のため一日に必要なエネルギーは1750kcalとなります。

よって一日に1750kcal摂取なら現状維持。ダイエットするならそれを1500kcalに落とすというのが、糖質制限に限らずダイエットの基本です。

ただし、一日必要量を下回ったからといって即、低T_3症候群になるわけではありません。3Days糖質オフダイエットの場合、最も糖質を抑えるごはんなしの日には1200kcalだったとしても、ごはん２杯の日には1800kcal、ごはん１杯の日は1500kcalというように、平均したときに1500kcalならまず大丈夫。平均値が1200kcalを切るような食生活では危険ということを、一つの目安として考えるといいでしょう。

(kcal)

年齢(歳) ＼ 性別	女性	男性
12 〜 14	1410	1520
15 〜 17	1310	1610
18 〜 29	1110	1520
30 〜 49	1150	1530
50 〜 69	1100	1400
70 〜	1020	1290

基礎代謝量の目安

出典：厚生労働省「日本人の食事摂取基準」（2015年版）を元に作成

基礎代謝量を上げるには筋肉量を増やす

食事量を減らさずにやせたいなら、基礎代謝量を上げることが必要です。基礎代謝量が高いということは、とったエネルギーをどんどんと使ってしまう燃費の悪いカラダということ。

そのためには筋肉をつけるのが近道。脂肪１kgの基礎代謝量4 kcalに対して、筋肉１kgの基礎代謝量は13 kcal。脂肪を筋肉に変えるほど、太らずに食べられる量が増えていくのです。

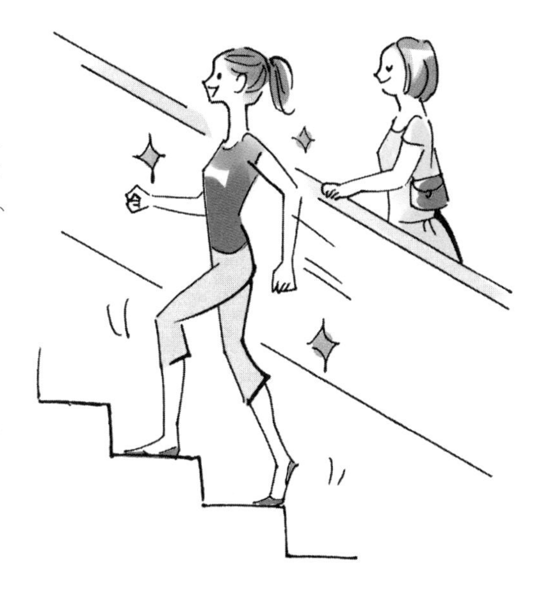

やせている人ほど食事回数は多い！「3食＋間食2回」がきれいにやせる食習慣

空腹が長く続くと、血糖値はガクンと低下。するとカラダは「すぐエネルギーになるものがほしい」と糖質を切望し、次の食事で糖質をドカ食いしがちです。これを防ぐには、間食で空腹をなだめてあげるのが得策！　午前、午後に1回ずつ、間食を取り入れましょう。

3Days糖質オフではたんぱく質をたくさんとることをすすめていますが、3食ではとりきれないことも。間食にプロテインやギリシャヨーグルト（高たんぱく質ヨーグルト）などをとれば、たんぱく質の摂取量を増やすことができます。

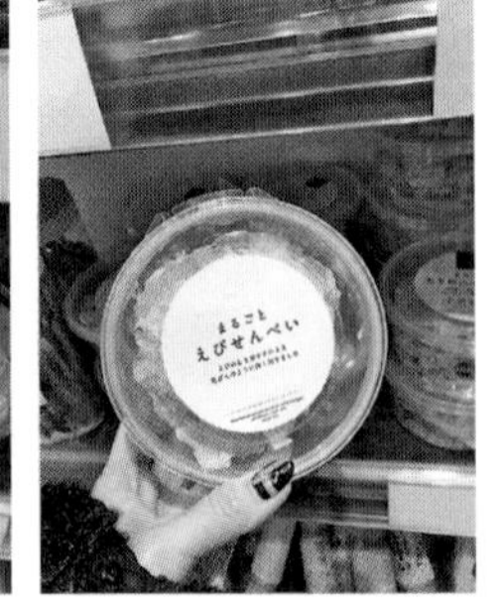

「たんぱく質がとれるえびや、食物繊維たっぷりの昆布を使ったドライフードも、私の定番おやつです」

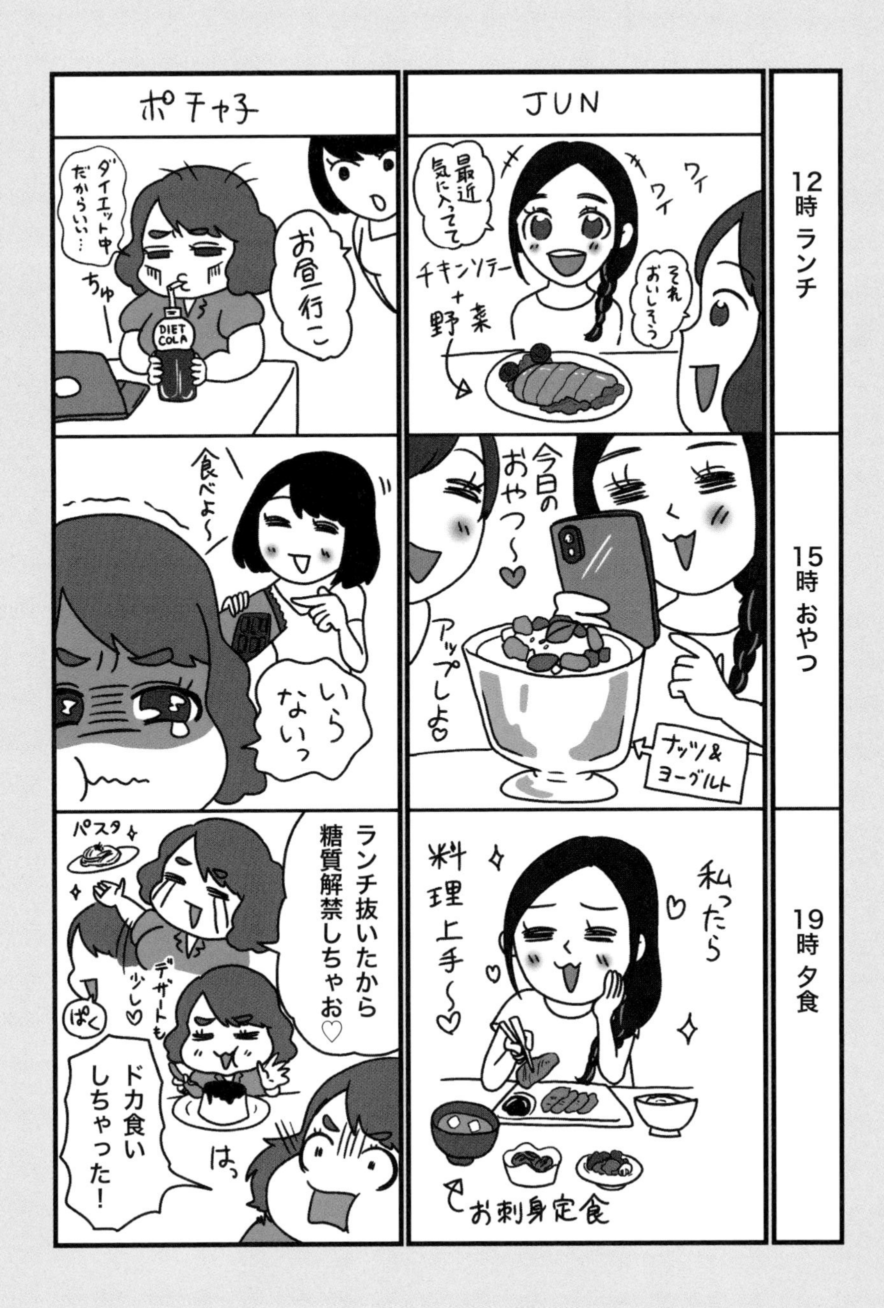
ポチャ子
JUN
12時ランチ
最近気に入ってて
キャワイ
チキンソテー＋野菜
それおいしそう
お昼行こ
ダイエット中だからいい…
ちゅー
DIET COLA
15時おやつ
今日のおやつ～♡
アップしよ♡
ナッツ&ヨーグルト
食べよ～
いらないっ
19時夕食
私ったら料理上手～♡
お刺身定食
ランチ抜いたから糖質解禁しちゃお♡
パスタ
デザートも少し♡
ぱく
ドカ食いしちゃった！
はっ

糖質ゼロ麺にふすまパン粉ものへの飢餓感は代替食品で乗り切る

私は主食の中でごはんが好きなので、適度にごはんが食べられる3Days糖質オフダイエットであればそれほどストレスがたまりません。ただし中には、「どうしてもパンがガマンできない」「麺が食べられないのがツライ」という人もいるでしょう。そんなときは代替食品を上手に利用しましょう。

パンであれば、使っている粉をチェンジしたものを。通常の小麦粉は小麦の中心部分である胚乳が使われていますが、胚乳を包んでいる表皮からできたふすま粉を使ったパ

「ダイエット中だから」とストレスをため込むより、代替食品を活用しよう！

糖質オフの代替食品

糖質制限ブームのおかげで、パンや麺、ごはんの代替食品も充実！　上手に活用しておいしく乗り切りましょう！

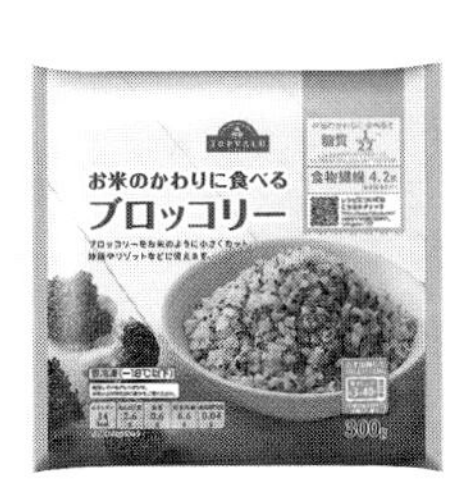

糖質量はごはんの22分の1！　トップバリュ　お米のかわりに食べるブロッコリー（300ｇ）／イオン

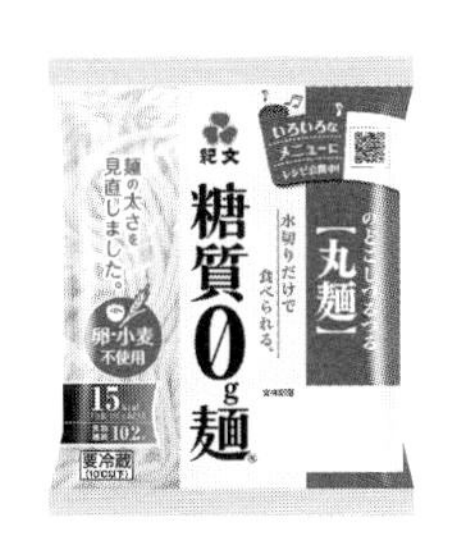

おからパウダーとこんにゃく粉を使用。ゆでずに水切りだけで食べられる！　糖質０ｇ麺　丸麺（180ｇ）／紀文

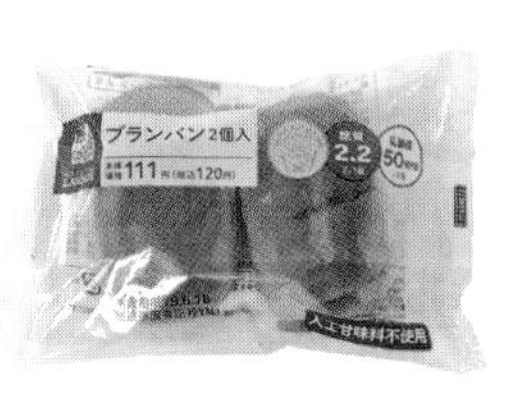

糖質は1個あたりわずか2.2ｇ。しっとりの食感で美味。ブランパン２個入／ローソン

ンなら、糖質を抑えることができます。ロールパンサイズ1個あたりの糖質量はおよそ2～5g程度と控えめです。

麺はおからパウダーやこんにゃく粉、大豆粉などを使った糖質ゼロの麺を使うのがおすすめ。私もほうれん草とツナ、アーモンドミルクと合わせクリームパスタ風にしていただくなど、楽しんでいます。

カリフラワーやブロッコリーをごはん粒サイズに刻み、ごはんの代替品として使う商品も登場！　ごはんに混ぜてかさ増ししたり、主食なしの日にごはん代わりに食べるなど、3Days糖質オフダイエット中の強い味方になってくれるでしょう。

お休み前のホエイプロテインで筋肉を守りやせ効果アップ

ダイエット中、筋肉をキープするには、たんぱく質の摂取が欠かせません。食事だけで体重×1.5gに届かないならプロテインを上手に取り入れましょう。

プロテインには大きく分けて大豆由来のソイプロテイン、牛乳由来のホエイプロテインとカゼインプロテインがあります。上手なプロテイン摂取のタイミングはお休み前。寝ている間に成長ホルモンが分泌されるので、プロテインがカラダの中に入っていると、効率よく筋肉をつけることができるからです。筋肉をつくるには動物性たんぱく質のホエイプロテインがベターです。

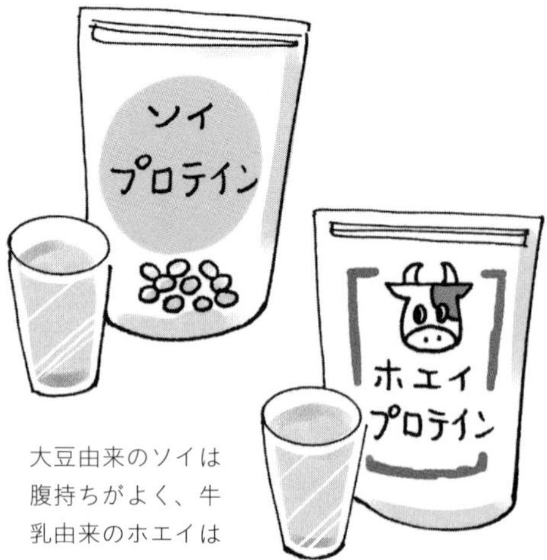

大豆由来のソイは腹持ちがよく、牛乳由来のホエイは吸収スピードが速いのが特徴。

間食にもプロテインを取り入れましょう。腹持ちを求めるなら吸収スピードがゆっくりのソイプロテインがいいでしょう。

ソイとホエイを合わせたものや、鉄分やコラーゲンが入ったものなどバリエーションは豊富。おいしいと感じられて続けやすいものを選んでください。

私はバニラ味のプロテインに青汁を合わせて飲むのがお気に入り。家を出るときにシェイカーに粉を入れ、出先で水を入れてドリンクにして飲んでいます。

ちなみにプロテインバーの中には糖質や脂質が高いものも。食べるときは含有量をチェックするようにしましょう。

ドクターズコラム

運動の前後にもホエイプロテインを！

お休み前のプロテインは、医学的にも理にかなっています。

昼間は食事で栄養補給できますが、眠っている間は不可能。空腹の時間が長くなれば、その間に筋肉が分解されることになります。だからといって、寝る直前に食事をするのはダイエットの面でも、良質な睡眠のためにもNG。胃への負担が少なく効率的にたんぱく質をとれるプロテインドリンクが、寝る前の栄養補填に最適です。

ほかにプロテインをとるのにおすすめのタイミングは運動の前後。運動すれば筋肉が損傷し、回復にはたんぱく質と糖質が必要になりますが、不足しているとカラダは筋肉を分解してエネルギーをつくることに。筋トレしても筋肉が増えないのです。翌日筋肉痛が起きるほどの筋トレをするのなら、運動1時間前と運動後45分以内にプロテインと糖質をとるようにしましょう。運動の前後には、吸収スピードが速く筋肉補修力の高いホエイプロテインがおすすめです。

低糖質、食べ応え、美肌力の三拍子 ブロッコリーはボディメイクの最強食材！

糖質と脂質を抑えた副菜は、食べる量を制限しなくても構いません。特に野菜は、主食を減らすことで不足しがちな食物繊維やビタミン、ミネラルを豊富に含んでいるので積極的に食べましょう。

私が冷蔵庫に欠かさないのはブロッコリー。たんぱく質から筋肉を合成するにはビタミンB群が必須ですが、ブロッコリーは野菜の中ではたんぱく質が多く、なおかつビタミンB群も豊富。糖質が低く食べ応え抜群、抗酸化力も高くアンチエイジング食材としても優秀です。気をつけたいのはゆですぎないこと。せっかくの栄養がゆで汁に溶け出

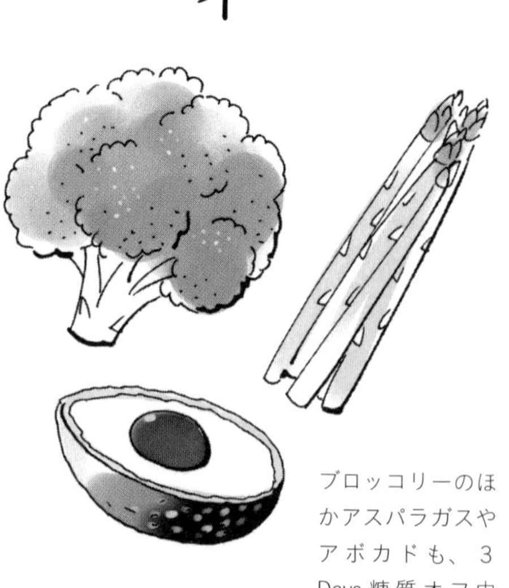

ブロッコリーのほかアスパラガスやアボカドも、3Days糖質オフ中に食べたい食材。

冷蔵庫に常備するとよい野菜おかず

ビタミンA、C、Eが豊富なピーマンも、積極的にとりたい野菜。
作り置きしておけば、忙しいときもサッと食べられます。

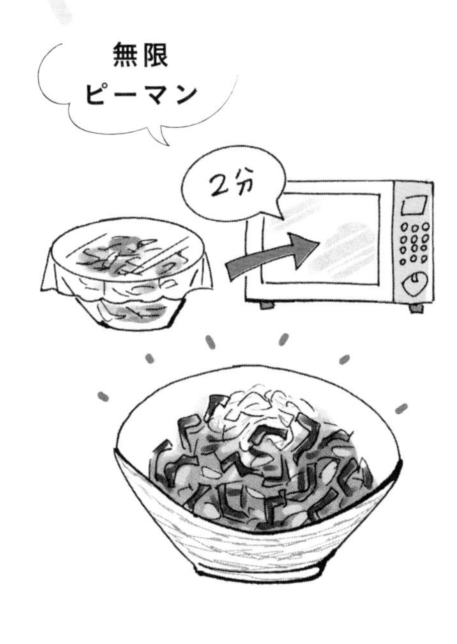

【材料(作りやすい量)】

ピーマン……………………5～6個
ツナ缶（水煮）………２缶（140ｇ）
中華だし……………………小さじ１
かつおぶし……………………適宜

【作り方】

❶ピーマンはへたと種を取り除き細切りに。ツナは水を切る。

❷ピーマンとツナを和えて電子レンジ（600W）で２分加熱する。

❸熱いうちに中華だしと和え、お好みでかつおぶしをかけて完成！

してしまいます。私は冷凍のブロッコリーを常備し、レンジで加熱していただいています。

ほかには、疲労回復効果のあるアスパラギン酸を多く含んでいるアスパラガス、ビタミンEや食物繊維が豊富なアボカドも食卓の定番です。アボカドは脂質が多いので、とりすぎには注意。一日にとる量は半個までにしましょう。

ピーマンをたくさん食べられる無限ピーマンも、常備しているおかず。さばの水煮缶やゆで卵と合わせてメニューを組み立てれば、たんぱく質、脂質、ビタミンをバランスよくとることができます。

あら不思議！食べる量が2割減っても満足できる盛り付けテク

3Days糖質オフは極端な糖質制限やカロリー制限のダイエットとは違い、適量の糖質、たっぷりのたんぱく質をとることをすすめています。とはいえ、主食以外の糖質は一食10〜20g程度に抑えたいですし、たんぱく質も体重×1.5g以上とれば脂肪に変わります。これまで好き放題食べていた人にとっては、食べられる量が少ないと感じるかもしれません。料理の満足感はカロリーや味だけでなく、目からも得られます。少なめでも満足感を高めるには、盛り付けにこだわるのがコツ。インスタ映えするカフェプレートのように、きれいに盛り付けましょう。

ステーキや刺身は細かく薄切りにすると見た目のボリューム感がアップ。食べるときに何度も箸を往復させるので、たくさん食べた感も味わえます。ごはんは小さい茶わん

２割増し見えの盛り付けテク

見た目を美しく盛るのが大事。その上で細かく切ったりそぎ切りにしたり、小さい茶わんに盛ることで量を多く見せられます。

箸を運ぶ回数倍増

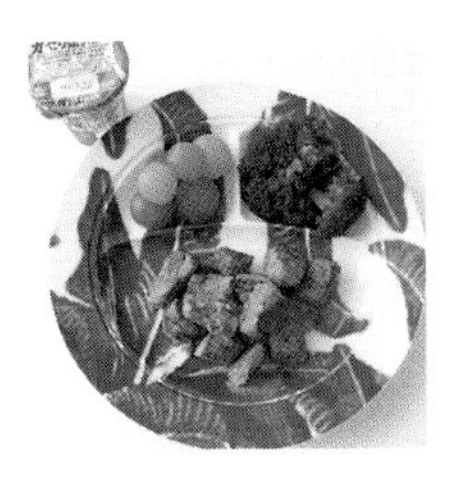

細切れ

一切れずつ時間をかけて食べれば、完食するころには満腹に。

表面積拡大

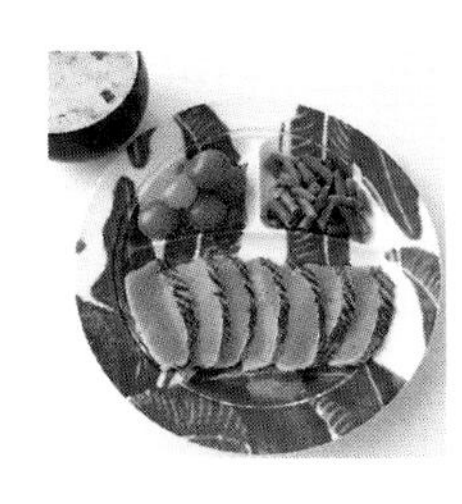

そぎ切り

斜めに切ることで垂直切りより表面積が広く、量が多く見える。

盛り付け段階で満足

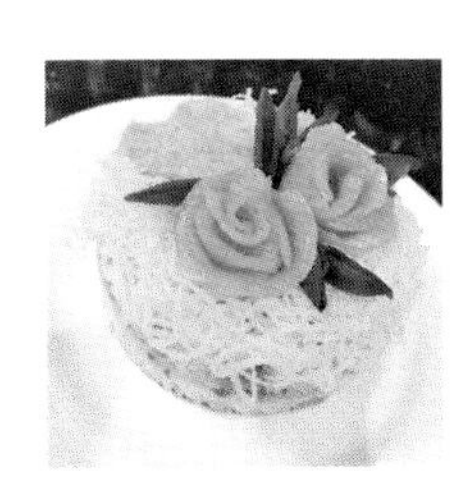

花盛り

丁寧に盛り付けるだけで完全燃焼。「もう食べなくていっか」な気分に。

見た目は大盛り

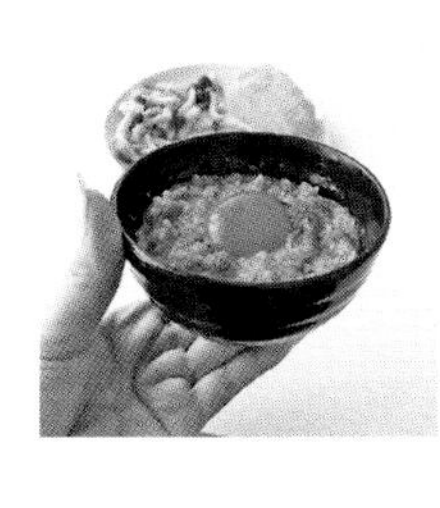

ミニ茶碗

子ども用など小さな茶わんにごはんを盛れば、こんもり感がアップ！

に盛ると、パッと見、大盛りに。私はさらに、ごはんに卵白をフワフワになるまで混ぜてかさ増しし、黄身をのせる卵かけごはんで満足感を高めています。

盛り付けに手間をかけているうちに、見た目から満腹中枢が刺激されますし、丁寧に盛り付けたものはあわてて食べてはもったいないと、味わって食べたくなるもの。ゆっくりよくかんで食べれば、同じ量でもおなかが満足します。

テレビやスマホを見ながらなどの〝ながら食べ〟では、脳に満腹の信号が伝わりにくいのでNG。食事に集中するのも満足感を高めるポイントです。

仲間をつくってモチベアップ！SNSの活用が、ダイエットの近道に！

ダイエットを成功させるには最初が肝心。まず、なぜやせたいのか、いつまでにどのぐらいやせたいのか目的と目標をはっきりさせましょう。私の場合は、友だちと海に行ったとき、私だけが太って堂々と水着を着られなかったのが動機。「絶対にビキニを着てやる！」と目標が明確になったことが、成功につながりました。

次に大事なのは、現状を明確にすること。体重や体脂肪、スリーサイズを測り、全身の写真を撮りましょう。数値のチェック、写真撮影は、ダイエット中もこまめに行います。推移を見返すことで、「体重は減っていないけれどウエストが引き締まってきている」「植物性たんぱく質より動物性たんぱく質を食べるほうが、体重が順調に減っていく」など、自分に合った方法でダイエットできているかの確認になります。

写真で見た目の変化をチェック

スタート時の写真を撮っておき、どこがどのぐらいやせたのか目で見て確認。ダイエット中のモチベのキープにもお役立ち！

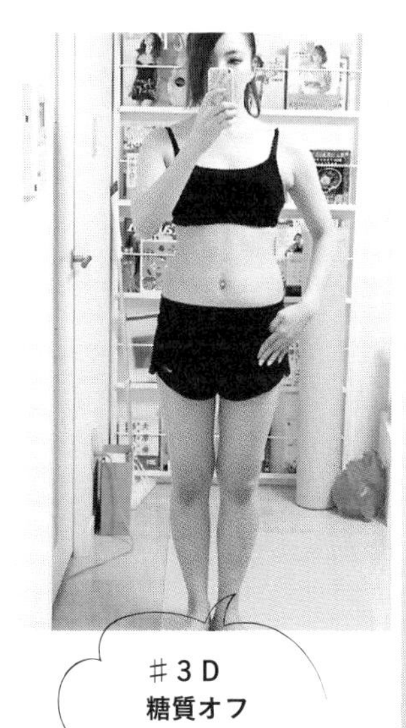

＃３Ｄ
糖質オフ

BEFOREを撮るのはイヤだけど、現実から目を背けては始まらない。正面、横、背面といろいろな角度から撮っておこう。

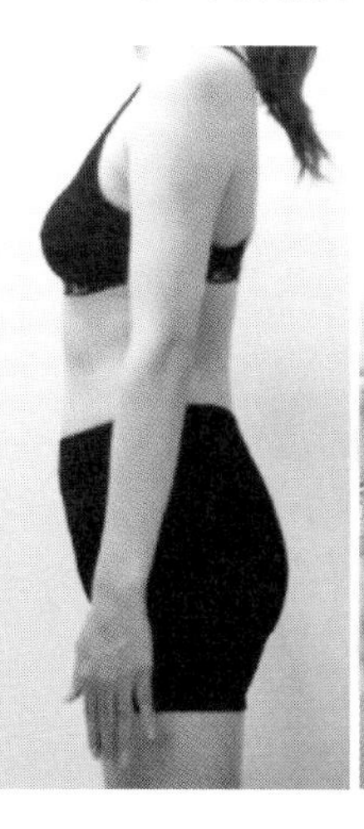

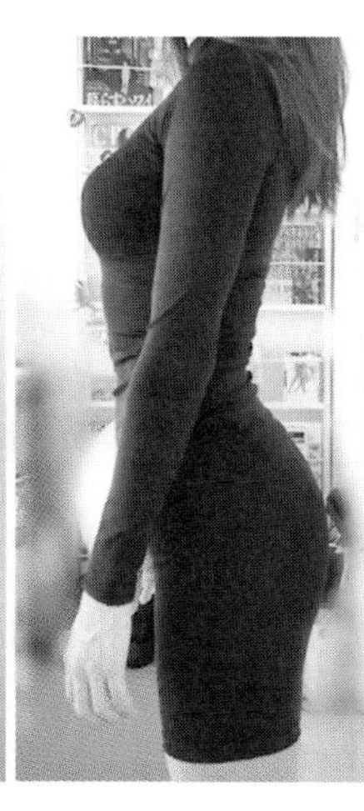

ダイエット開始を宣言したり、ＳＮＳを通じて発信するのもおすすめ。私自身、リバウンドの繰り返しから抜け出せたのは、Ｉｎｓｔａｇｒａｍでダイエットを公開したことがきっかけでした。仲間と情報を共有したり、写真を投稿して「頑張ってるね」と励まし合ったおかげで、最後までやりきることができたんです。

この本を読んでダイエットを始めた方は、ぜひＩｎｓｔａｇｒａｍで「＃３Ｄ糖質オフ」をつけて投稿してください。可能な限りコメントさせていただきます。いっしょに理想のカラダを目指しましょう。

ドクターズコラム

筋肉低下や添加物が太る原因

やせ体質はゆがみのないカラダに宿る

無理な食事制限でエネルギー不足に陥れば筋肉が低下。すると太りやすいばかりか、体調も不安定になります。なぜそうなるのかを説明しましょう。

カラダの調子を整えるには「代謝」「免疫」「ホルモン」の働きが不可欠であり、3つの司令塔となっているのが「自律神経」です。自律神経がプロデューサーで、代謝、免疫、ホルモンが役者とイメージするとわかりやすいでしょう。

4者は、ボディフレームという舞台の上に立っています。ボディフレームとはカラダを支えている筋肉や骨格のこと。無理なダイエットにより筋肉が落ちればボディフレームが崩れ、自律神経の足元が揺らぐことに。代謝や免疫に、的確な指示を出せなくなるのです。

代謝がうまく回らなくなればあっという間にリバウンドしますし、免疫が落ちれば不調に陥りやすくなります。ホルモンバランスが崩れれば生理が止まったり肌荒れしたりするのです。

ボディフレームの崩れは無理なダイエットによる筋肉低下だけではありません。長時間前かがみで仕事をしたり、背中を丸めてスマホを見続けたり、カラダにゆがみが生じることでも崩れます。

ヨガやピラティスでやせやすくなるのは、それが理由。直接、脂肪を燃焼させるわけではなく、カラダのゆがみを取ることでボディフレームを修正。自律神経が正しく働くようになり代謝が上がるからやせるのです。

カラダの機能が落ちてやせにくくなる原因として、食品添加物の存在も見逃せません。自律神経は代謝、免疫、ホルモンを司っていますが、食品添加物がカラダに入ると、新たに「解毒」という仕事も受け持つことになります。自律神経の仕事量が増えることで、代謝に割かれるパワーが低下。摂取した栄養をエネルギーに変える力が落ちるため、これまでと同じ量を食べていても太りやすくなってしまうのです。

糖質・カロリー制限のしすぎは長い目で見れば太る元。ボディフレームを守りながら理想の体型を目指していきましょう。

ボディフレームは
カラダの機能を支える舞台

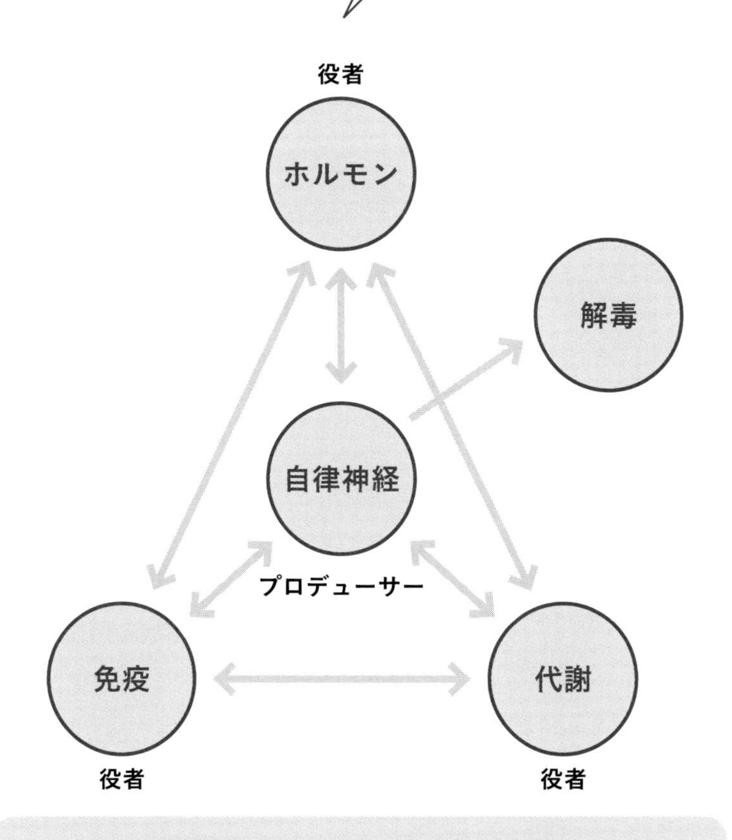

エネルギー不足に陥って筋肉が分解されると、ボディフレームが崩れることに。すると自律神経が揺らぎ、代謝、免疫、ホルモンに的確な指示が出せなくなる。解毒の仕事が増えるのも自律神経を低下させる原因に。

MATOME

糖質制限とカロリー制限を混同して失敗

～ポチャ子の場合～

POINT 1 隠れ糖質を見抜いて避ける

主食とスイーツだけ食べなければいいと思ったら大間違い。点心の皮やカレールゥなどさまざまな食べ物に糖質は隠れています。〝ガマンしているつもりで糖質食べ〟しないために、糖質量を確認する癖をつけましょう。

POINT 2 カロリーを恐れない

糖質を減らした上に、豆腐や納豆、もやしなどの低カロリー食品ばかり食べていては、エネルギー不足で筋肉が分解されてしまいます。たとえ停滞期に入っても、肉や魚を食べ続けること！「食べたほうがやせやすい」と信じましょう。

POINT 3 3食＋間食2回の習慣をつける

おなかが減れば、すぐおなかにたまる糖質が食べたくなります。糖質を少量で済ますには、空腹状態を長引かせないこと。午前、午後に1回ずつ間食して栄養を補充。おやつにはヨーグルトやプロテインなどたんぱく質をとりましょう。

POINT 4

人工甘味料とは疎遠になる

人工甘味料は、「こんなに甘いけれどエネルギーにはならない。生きていくにはもっと甘いものが必要」と脳を調教する悪魔的存在。摂取することが習慣になっている人は、頻度を減らしてみましょう。

POINT 5

カラダの変化を見逃さずモチベにつなげる

体重はさほど落ちていなくても、ウエストが引き締まるなど、ダイエットの成果はカラダのあちこちに表れます。その変化に気づくために、必ずBEFOREの写真を撮っておきましょう。ダイエットの様子をSNSに公開して、仲間をつくることも有効です。

〈マンガ5〉運動だけでやせようとして失敗 ～太もも子の場合～

やせて新しい服が必要でーー
ポチャ子!? すっごいきれいになったね！
あ 久しぶり～ やせたでしょ？
BEFORE
AFTER
こちらのJUNさんにダイエットを手伝ってもらったの
えーすごい！ 私の悩みも聞いてもらえますか？
もちろん
子どものころからずーっと下半身太りで悩んでるんです
40代になってから、さらに太りやすくなったような気もして…
パツパツ
ゴッ
ゴツ
なるほど

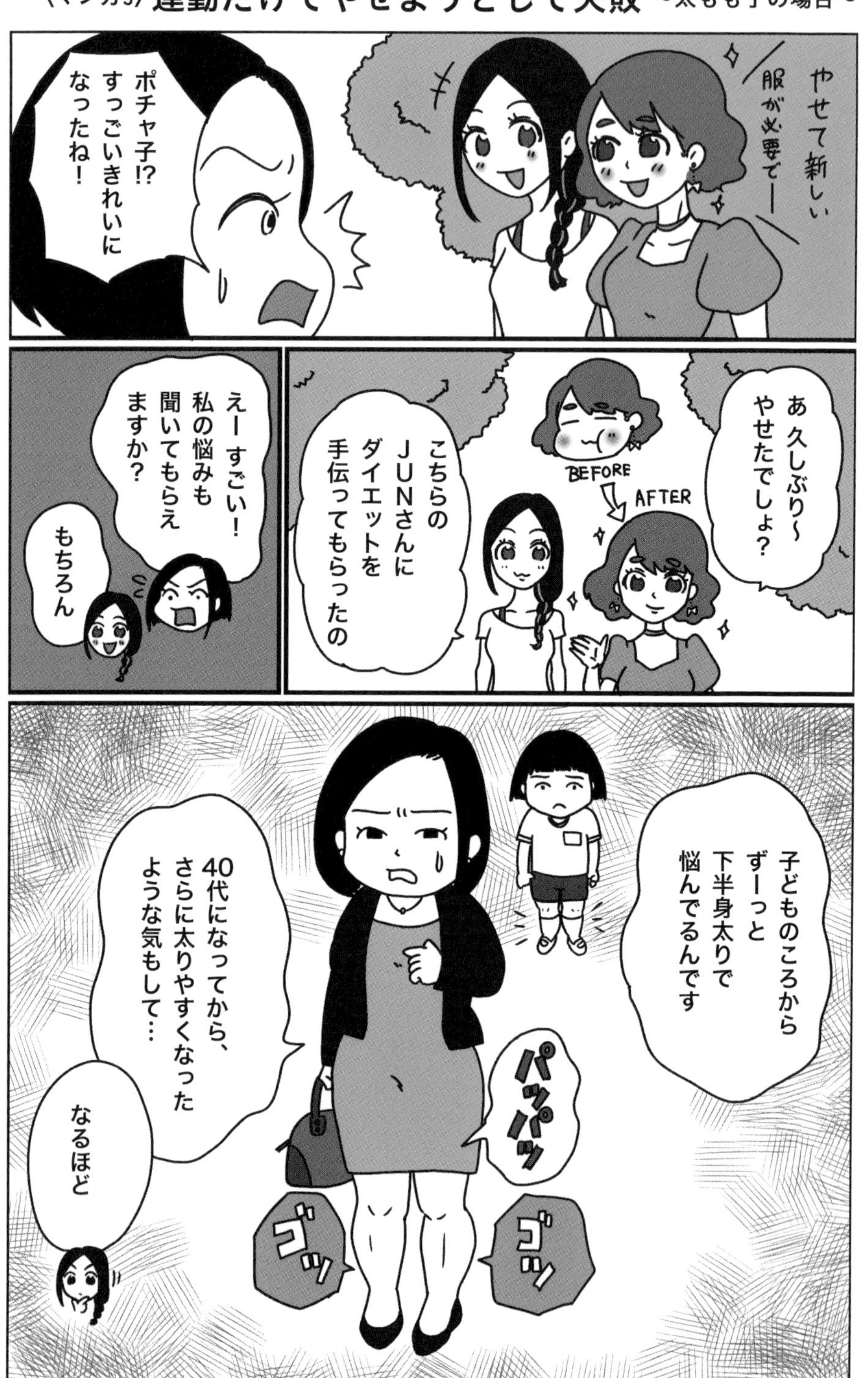

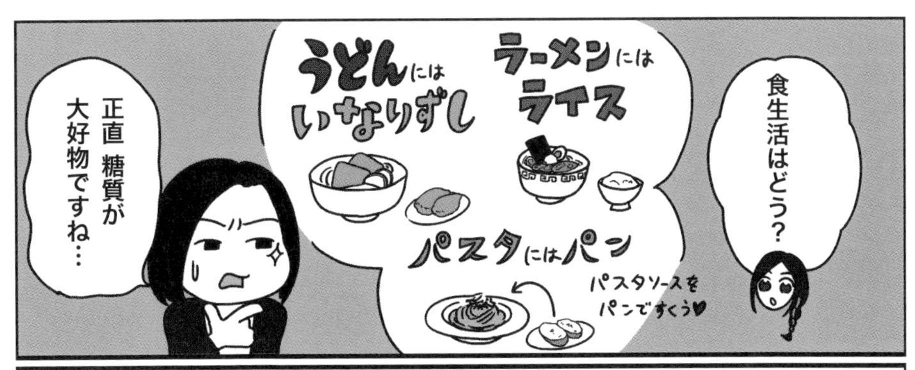
食生活はどう？
うどんにはいなりずし
ラーメンにはライス
パスタにはパン
パスタソースをパンですくう♥
正直 糖質が大好物ですね…

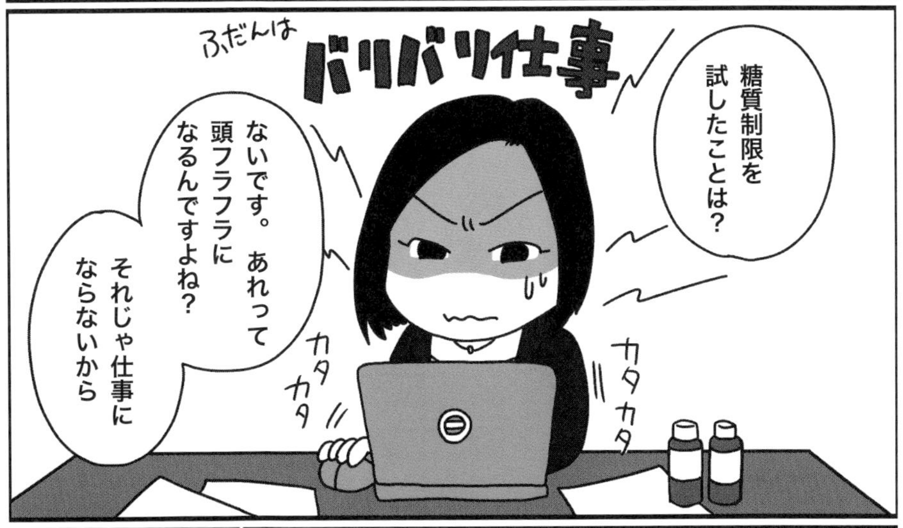
糖質制限を試したことは？
ふだんはバリバリ仕事
ないです。あれって頭フラフラになるんですよね？
それじゃ仕事にならないから
カタカタ
カタカタ

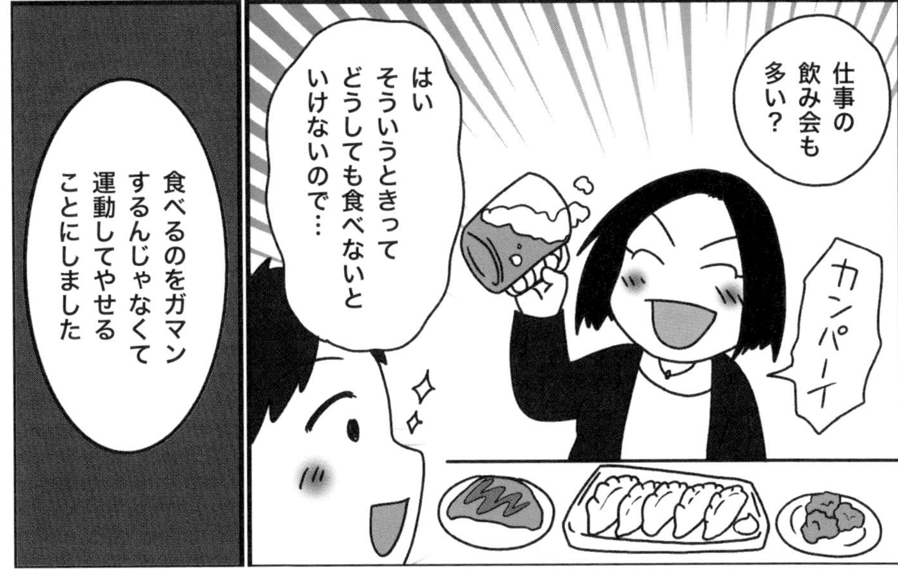
仕事の飲み会も多い？
はい そういうときってどうしても食べないといけないので…
カンパーイ
食べるのをガマンするんじゃなくて運動してやせることにしました

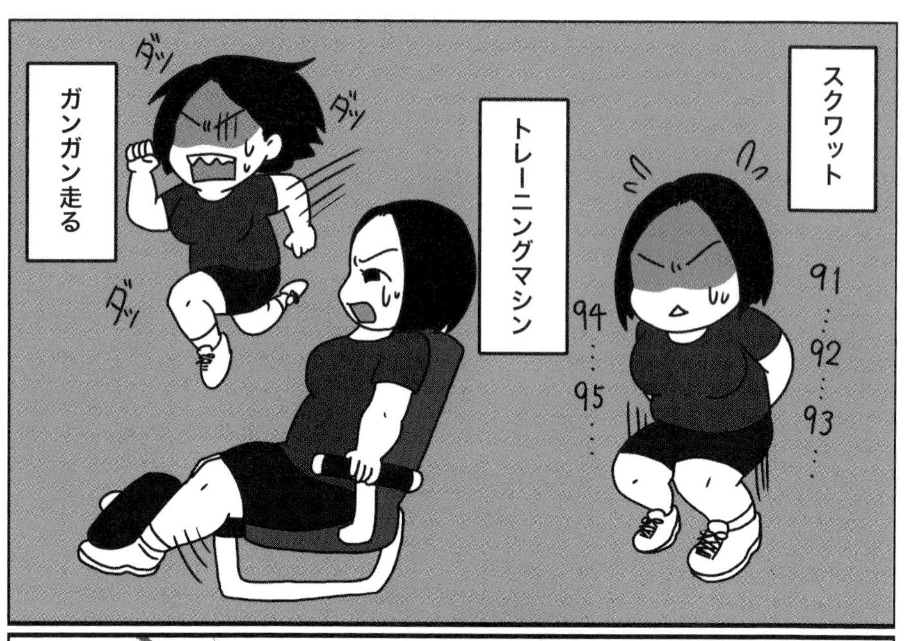
スクワット
91…92…93…
94…95…
トレーニングマシン
ガンガン走る
ダッ
ダッ
ダッ

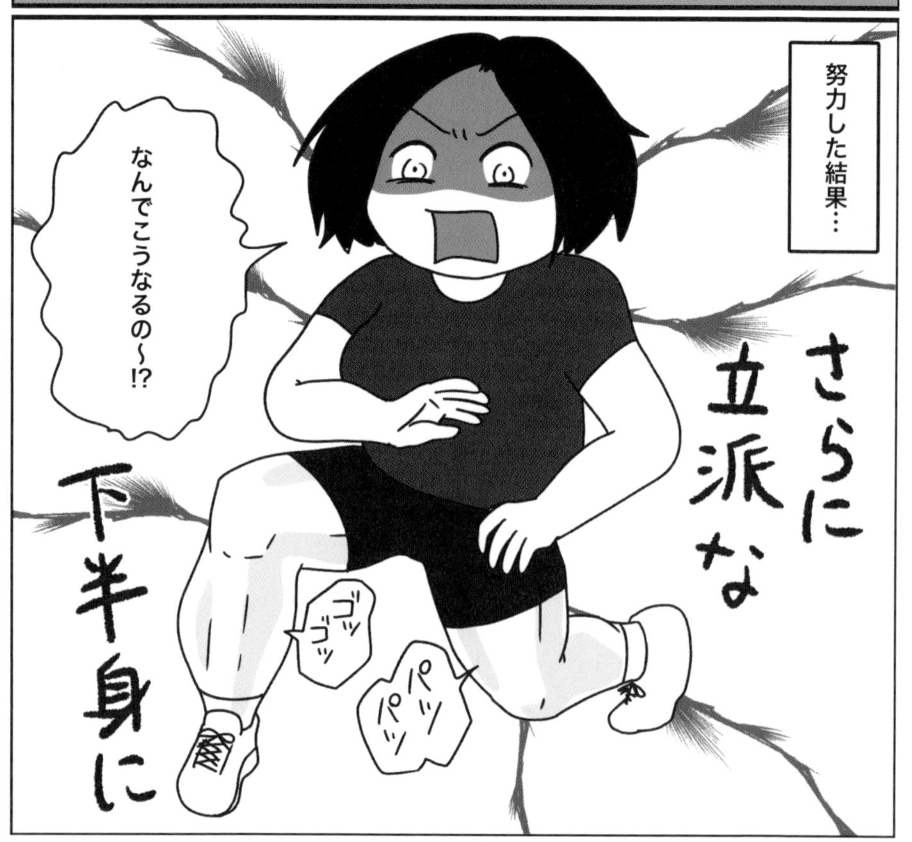
努力した結果…
さらに立派な
下半身に
なんでこうなるの〜!?
ゴッゴッ
パッパッ

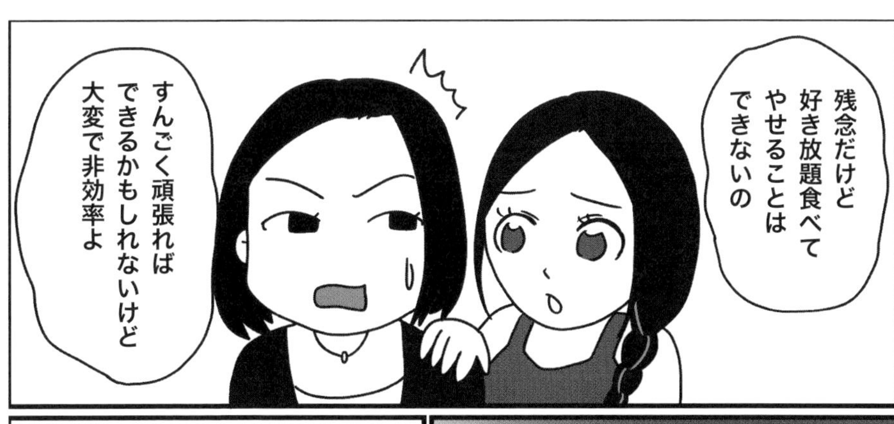
残念だけど
好き放題食べて
やせることは
できないの
すんごく頑張れば
できるかもしれないけど
大変で非効率よ

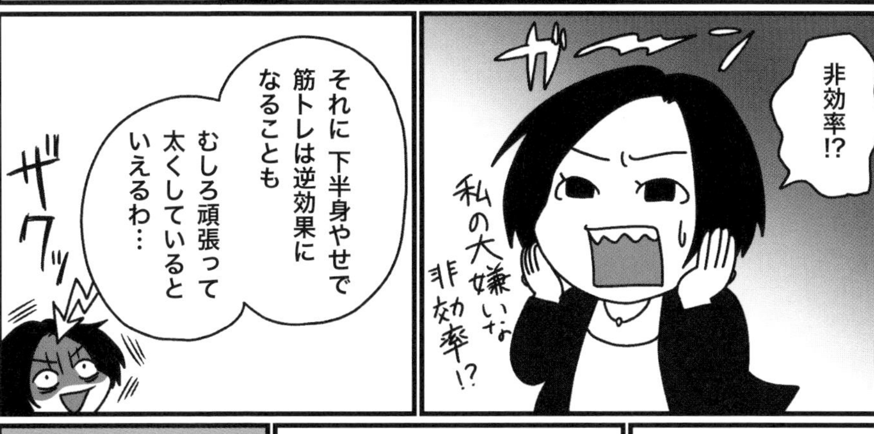
非効率!?
ガーン
私の大嫌いな非効率!?
それに 下半身やせで
筋トレは逆効果に
なることも
むしろ頑張って
太くしていると
いえるわ…
ザクッ

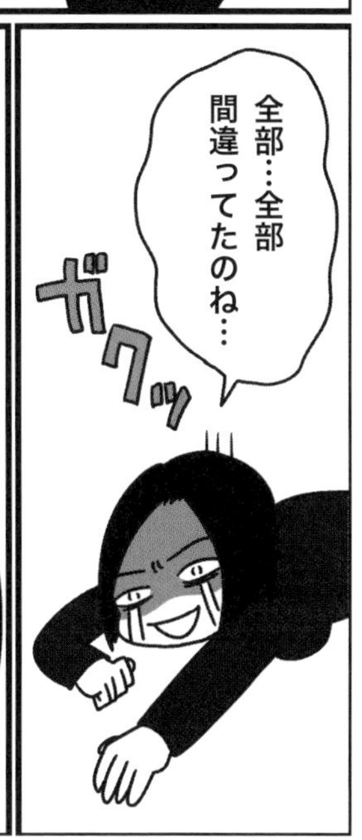
全部…全部
間違ってたのね…
ガクッ

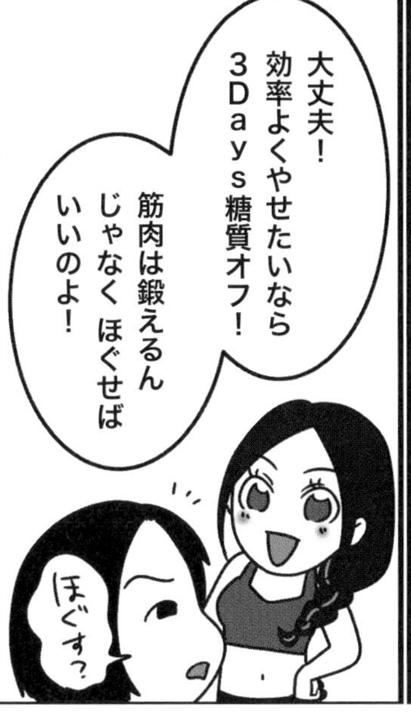
大丈夫!
効率よくやせたいなら
3Days糖質オフ!
筋肉は鍛えるん
じゃなく ほぐせば
いいのよ!
ほぐす?

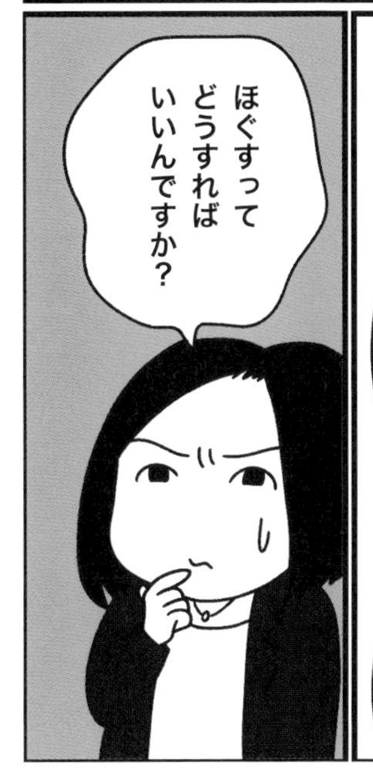
ほぐすって
どうすれば
いいんですか?

ダイエットは食事8割、運動2割　ボディラインは食事で変えよう

ヘトヘトになるまでランニングマシンで走ったのに、150kcalしか消費できなかったなんて、驚いたことのある人もいるのでは。運動しても意外にカロリーは消費されず、その上脂肪1kgを落とすのに必要な消費カロリーは約7000kcalにも上ります。動けば食欲も増進。運動だけでやせようとするのは効率が悪いのです。

ダイエットするなら、まず見直すべきは食事です。空腹に耐える必要はありません。食事量を制限するのではなく、食べる内容、食べ方を変えればいいのです。

ダイエットは食事8割、運動2割。3Days糖質オフで糖質過多の食生活を改め、良質なたんぱく質と油をしっかりとれるようになれば、筋トレや有酸素運動のダイエット効率も上がっていきます。

ドクターズコラム

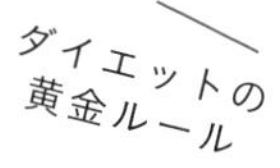

食事で体脂肪を落とし 運動で基礎代謝を上げる！

やせるためには食事制限か、運動か。この答えを探るには、それぞれの役割を考えてみましょう。

プロテインドリンクを飲むなど、たんぱく質をとっても、食事だけで筋肉をつけることはできません。しかし糖質制限をすれば糖に代わるエネルギーを生み出そうと脂肪が分解されます。食事で脂肪を落とすことはできるのです。一方、運動すれば筋肉はつきますが、運動で脂肪を落とすのは大変。

つまり食事で体脂肪を落とし、運動で筋肉をつければいいのです。筋肉がつけば基礎代謝が上がり、さらにやせやすくなっていきます。

とはいえ、運動習慣のなかった女性が、筋肉をつけるのは簡単ではありません。糖質制限と同時進行では、エネルギー不足による筋肉の分解も心配です。

筋肉を「増やす」よりも「減らさない」ことが最重要課題。早歩き程度の運動を取り入れながら、食事重視のダイエットに取り組むといいでしょう。

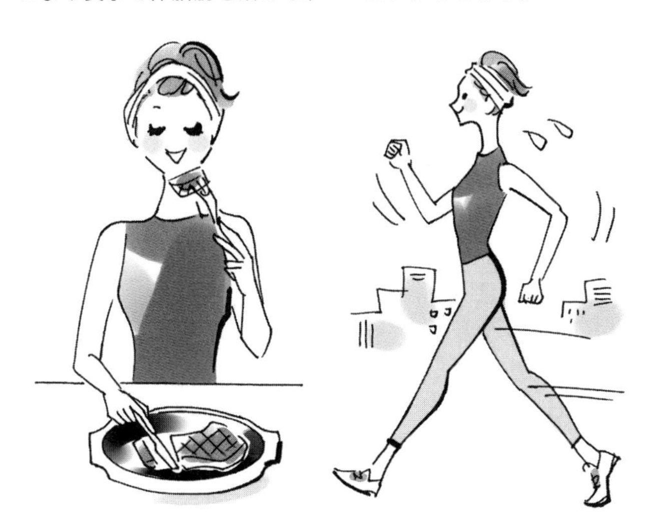

糖質制限で脂肪を落としながら、今ある筋肉をキープするために早歩き程度の運動を。

3Days糖質オフが不安なら2杯↓1杯サイクルから慣れるのもアリ

糖質を完全にオフにしてしまうと、頭がフラついたり、疲れやすくなったりする恐れもあります。それを防ぐために3Days糖質オフはメリハリをつけながらごはんを食べるダイエットですが、「一日でも主食を抜きたくない！」という人もいるのでは？

その場合、無理にごはんなしの日をつくらなくても大丈夫。2杯↓1杯を交互に繰り返すことから始めていきましょう。

3Days糖質オフの狙いはごはんなしの日を設けて、すい臓やインスリンを休ませること。そして、それ以上に大きいのが、これまでの糖質過多の食生活を見直し、たんぱく質をしっかりとれるようになることです。

これまで糖質に頼った食生活の人であれば、2杯↓1杯のサイクルでも目標数値を達

2Days糖質オフにアレンジ

糖質をとらずにフラついてしまうのが心配、頭が回らないのは困るという人は、糖質なしの日をつくらないやり方にアレンジ。

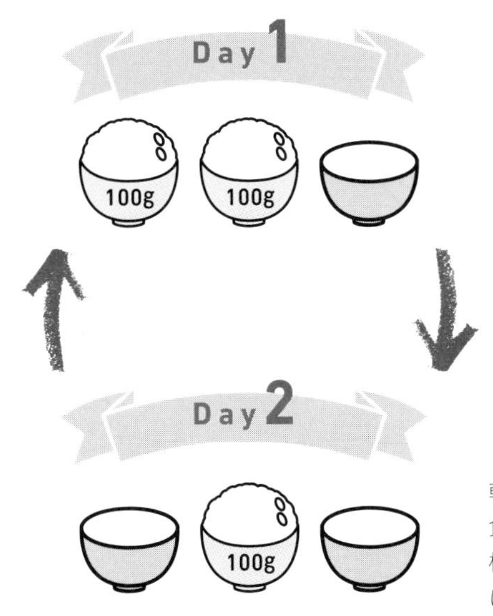

朝食と昼食に1杯ずつ食べる日と、昼食に1杯だけ食べる日を交互に繰り返せばOK。

成することもできるかもしれません。

2日間サイクルできちんと結果を出すなら、1gあたり9kcalと高カロリーな脂質のとりすぎにも気をつけたいところ。唐揚げやとり肉の皮、牛肉や豚肉の脂身が多い部位などを避けるよう心がけましょう。

一か月は2日間サイクルに挑戦し、「ごはんを減らしても大丈夫」と自信がついたら、3日間サイクルにチェンジ。その上でやっぱりごはんなしの日はフラつくようであれば2日間サイクルに戻すなど、自分に合った無理のないやり方でトライしてください。

賢い店選びで外食をダイエットの味方につける

糖質を制限すると外食が不自由と思われがちですが、そんなことはありません。避けたいのはラーメン屋さん、うどん屋さんといった炭水化物の一皿メニューしか食べられないお店だけ。牛丼屋さんでもお肉だけ頼めたり、ファストフードでバンズ抜きのメニューが登場するなど、外食の選択肢は広がっています。

フレンチでもイタリアンでも、サラダ、スープ、肉か魚のメイン料理が食べられるコースなら大丈夫ですし、焼き肉屋さんもＯＫ。中華料理やエスニックも、肉や魚、野菜のお料理が頼めますから避けることはありません。

和食屋さんや定食屋さんなら、ごはんの量だけ調整すれば選び放題です。ちなみに、トレーナー仲間の集まりでよく使うのは、焼き鳥屋さん。糖質が高めのたれ串は避けますが、塩焼きのお肉をたくさん食べながら、おいしく楽しく交流しています！

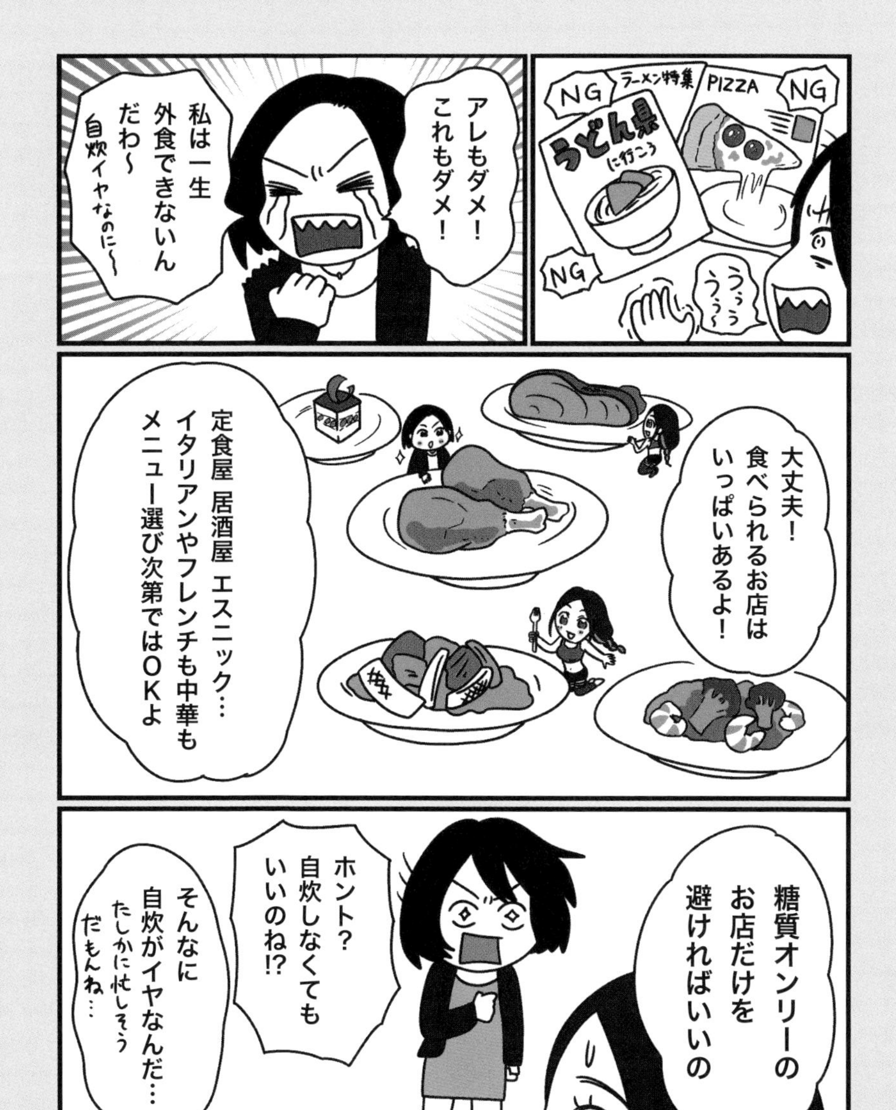

NG
ラーメン特集
PIZZA
NG
うどん県に行こう
NG
うぅぅうぅ～
アレもダメ！これもダメ！
私は一生外食できないんだわ～
自炊イヤなのに～
大丈夫！食べられるお店はいっぱいあるよ！
定食屋 居酒屋 エスニック…イタリアンやフレンチも中華もメニュー選び次第ではOKよ
糖質オンリーのお店だけを避ければいいの
ホント？自炊しなくてもいいのね!?
そんなに自炊がイヤなんだ…
たしかに忙しそうだもんね…

夜遅くなるなら間食をガッツリ夕食2分割作戦で夜食太り卒業

寝る2〜3時間前までには食事を終えておくのがダイエットの基本。食べてすぐ寝てしまうと、使い切れなかった栄養は脂肪に蓄えられやすく、また、寝ている間も胃が働くため脳がしっかり休息できなくなるからです。

とはいえ、残業で夕食が夜の9時、10時になってしまうという日もあるでしょう。昼食から夕食までの時間が空けば、遅い夕食でドカ食いに走るリスクが高まりますし、空腹を抱えたままでは仕事のパフォーマンスもダダ下がりに。そんなときには、夕食を2回に分けて食べる2分割作戦がおすすめです。

まずは夕方に間食として、夕食の7割程度を食べてしまいます。肉、魚などの主菜はこのタイミングで食べるようにしましょう。そして寝る前に残りの3割を食べれば、空きっ腹で眠れない、翌朝の朝食まで長時間栄養補給がないために筋肉が分解してしまう

夕食２分割のやり方

空腹で過ごし、深夜に夕食を食べるのは太る食習慣。夕食を２回に分け、夕方ガッツリ＆寝る前ちょっぴり食べるのがおすすめ。

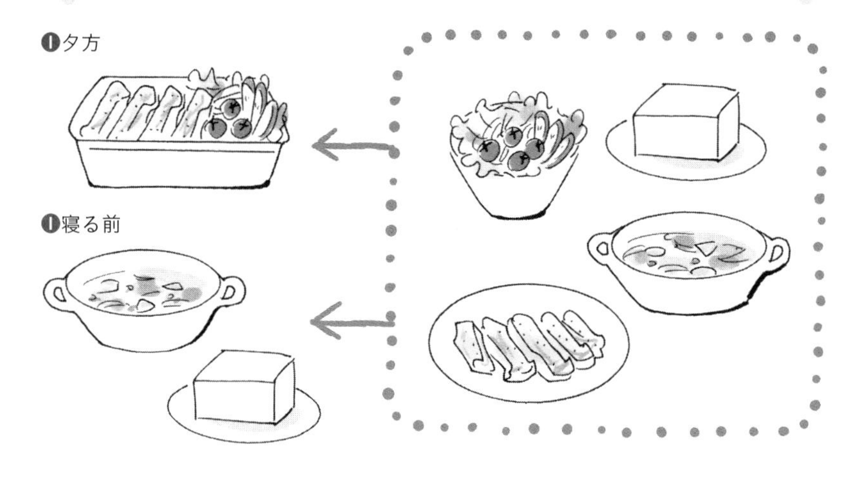

夕方の間食で肉や魚などのメインおかずを食べ、寝る前にはスープやプロテインなど消化のいい汁ものを。お弁当やコンビニ食をうまく使って、メニューを組み立てて。

といったリスクを回避できます。

ポイントは、本来夕食で食べようとしていた分量を、２回に分けて食べること。夕食を早めに食べて、さらに夜食までを上乗せしては、単なる食べすぎになってしまいます。

例えば夕食のメニューがチキンステーキ、サラダ、スープ、豆腐の冷ややっこだったのなら、チキン、サラダを夕方に食べて、残りのスープと豆腐の冷ややっこを寝る前に食べればＯＫです。

寝る前の食事はスープやプロテインなど、水分多めで消化のいいメニューを選ぶと胃の負担を軽減できます。

飲み会続きでもやせていく!?
お酒とフードの選び方

3Days糖質オフは、飲み会にも対応可能なダイエット! 日程の組み方、当日のメニュー選び、翌日の調整で、飲み会を楽しむことができます。

まずは日程。3Days糖質オフは、ごはんの量を変えることで「たくさん食べていい日」「普通の日」「食事量を控える日」とメリハリをつけています。たくさん食べられるごはん2杯の日を飲み会の日に当てましょう。それまでのサイクルとズレるなら、ごはん1杯の日を2日続けて帳尻りを合わせればOKです。

飲み会のメニューは、糖質を避けて飲み食いすることが大事。お酒ならビール、日本酒のほか甘いカクテルや甘い酎ハイはNGですが、ウイスキーやジン、焼酎は糖質が低いので飲んでも構いません。ただし、糖質が低いお酒でもカロリーはありますし、飲みすぎはカラダのためにも避けたいところ。お酒を飲むときは、同じ量のお水を飲むよう

飲み会のOKメニュー、NGメニュー

飲み会は、炭水化物以外のメニューも豊富。糖質の低いお酒や、たんぱく質のおかずを選べば、太る心配なく飲み会を楽しめます。

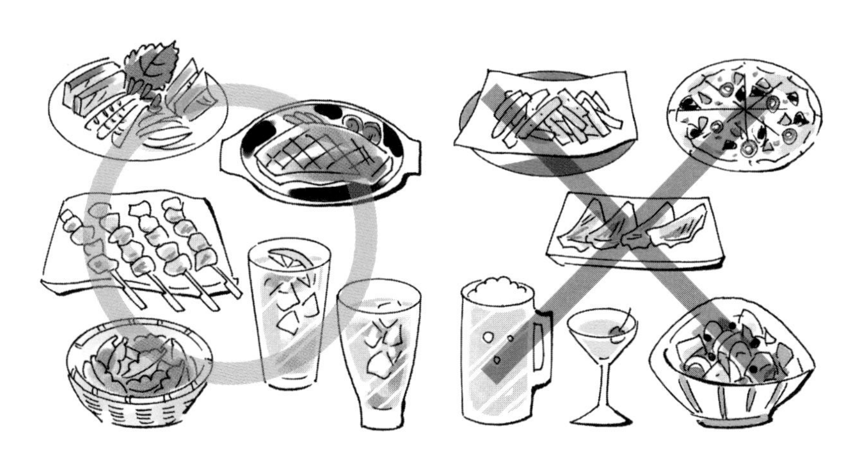

ビールや甘いお酒のほか、ピザなどの炭水化物、隠れ糖質の餃子、フライドポテトや肉じゃがなどは避けること。アルコールは、低糖質のハイボールやウーロンハイを選んで。

心がけましょう。

食事はサラダやおひたしなどの野菜類や、焼き鳥、ステーキ、刺身などのたんぱく質をチョイス。普段と同様、食べ順を意識しましょう。シメの炭水化物だけはガマンして。口さみしければ、スープを頼むのがおすすめです。

飲み会の翌日に体重がドーンと上がってしまっても、焦ることはありません。その日はごはんを食べない日に変更して調整しましょう。不安ならごはんなしを2日まで続けても大丈夫。飲み会の日に合わせて3日サイクルを調整すれば、挫折せずに続けていけます。

筋トレで下半身はやせられない！引き締めには筋肉を「ほぐす」が正解

筋トレはダイエットの常套手段と思いがちですが、自己流筋トレはやせたいところがやせられない難しさがあります。中でも筋トレで下半身やせするのは至難のワザ。

難しい理由は、自己流筋トレだと前ももばかり鍛えてしまいがちだからです。

実はわざわざ筋トレしなくても、普段の生活で前ももは刺激を受けています。前ももが張っているせいで足が太く見えているのに、さらに前ももを鍛えたら、下半身は立派になっていく一方。下半身の筋トレといってすぐ思い浮かぶスクワットも、前ももに負荷がかかりやすいトレーニングメニューです。

下半身やせのために鍛えたいのは、ハムストリングやお尻など裏側の筋肉ですが、日ごろ使えていないため自己流ではうまく刺激できず、結局前ももで負荷を支える間違っ

マッサージでリンパ液の流れを整える

細胞の老廃物はリンパ液で回収されるため、流れが滞るとむくみの原因に。お風呂上がりにマッサージで流れを整えてあげて。

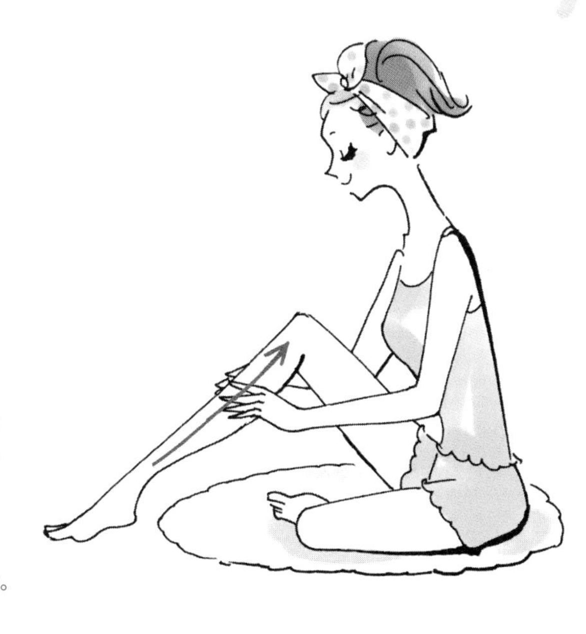

足先から股関節へ、上に流していきます。ペディキュアを塗るときに使う足指セパレーターやマッサージローラーを使うとより効率的。

た動きになりやすいのです。

下半身を細くするには、鍛えるよりもほぐすことを考えましょう。

筋肉をほぐすことで、老廃物を運ぶリンパ液の流れがスムーズに。むくみが解消されてスッキリすれば、3Days糖質オフの効果がアップ。脂肪が落ちやすくなります。下半身やせのためには、リンパ液が集中している股関節回りとお尻をほぐすことが必須です。

老廃物がたまってむくむのも、下半身太りの原因。足先から股関節に向かうリンパ液の流れをマッサージで促すのも、下半身をスッキリさせる効果があります。

足やせスイッチをオンにする

下半身ほぐしストレッチ

下半身やせには、股関節を中心に筋肉をストレッチでほぐすのが近道。
大きな筋肉がほぐれれば、3Days 糖質オフの脂肪燃焼効果もアップ！

1

両ひざを立てた姿勢から左ひざを倒す。

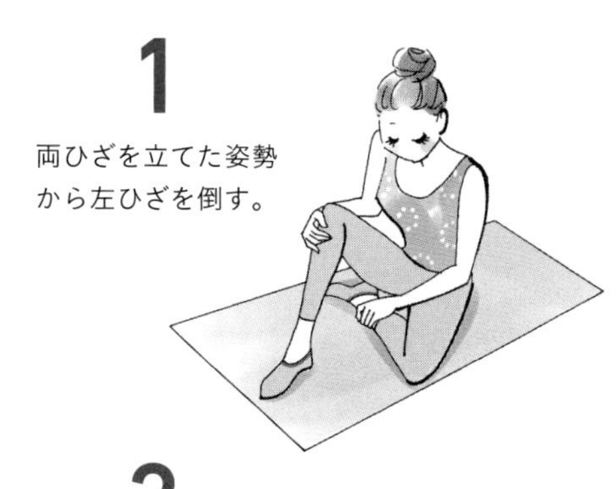

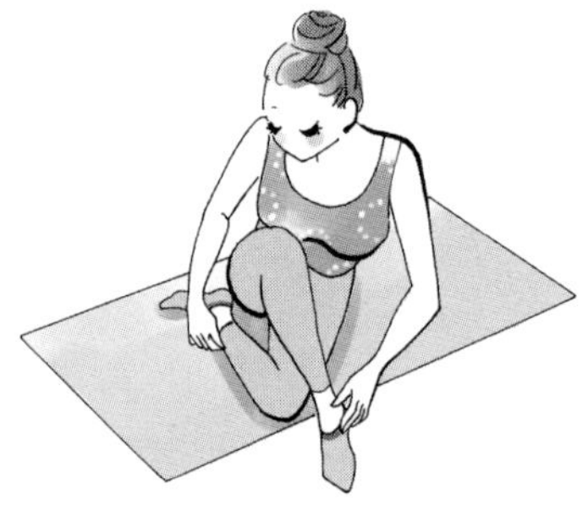

2

右ひざを立てたまま、右足を左太ももの外側へ出す。

3

右ひざを床に向かって押しながら、上体をゆっくりと左前へ倒す。30秒キープしたら反対側も行う。

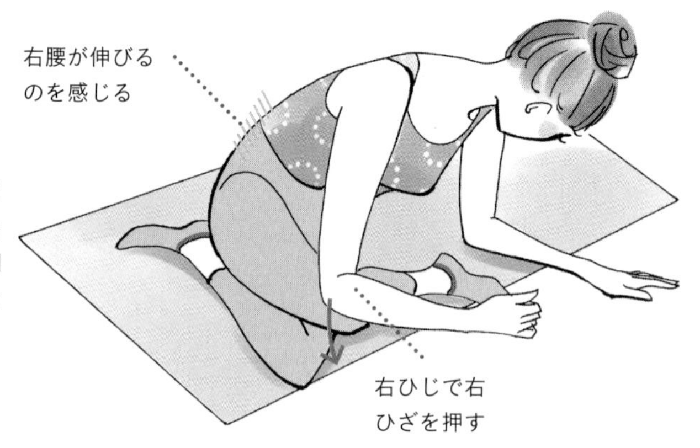

ストレッチのコツ

- 弾みをつけずゆっくりじんわり伸ばすこと
- 呼吸は止めない
- イタ気持ちいいと思える強さで行う
- ひざや腰を痛めないようマットの上などで行うこと

股関節の
可動域がアップ

腸腰筋ほぐし

大きく前に
踏み出す
甲を床につける

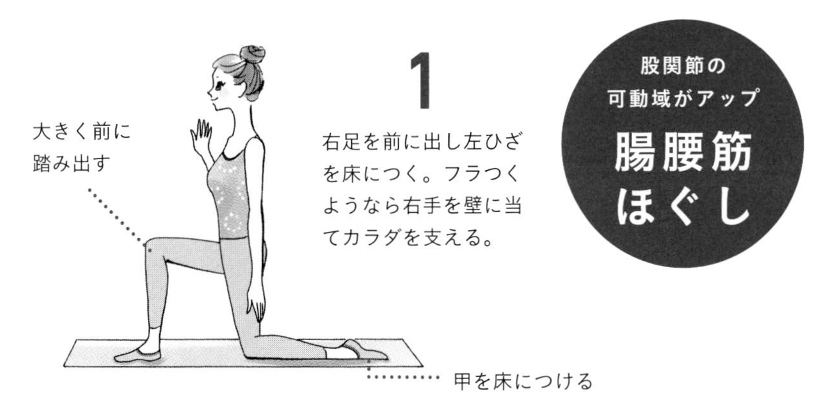

1

右足を前に出し左ひざを床につく。フラつくようなら右手を壁に当てカラダを支える。

左手でお尻を
押しながら上
体を反らせる
左ひざは
しっかり後
ろに引く
左の股関節
が伸びるの
を感じる

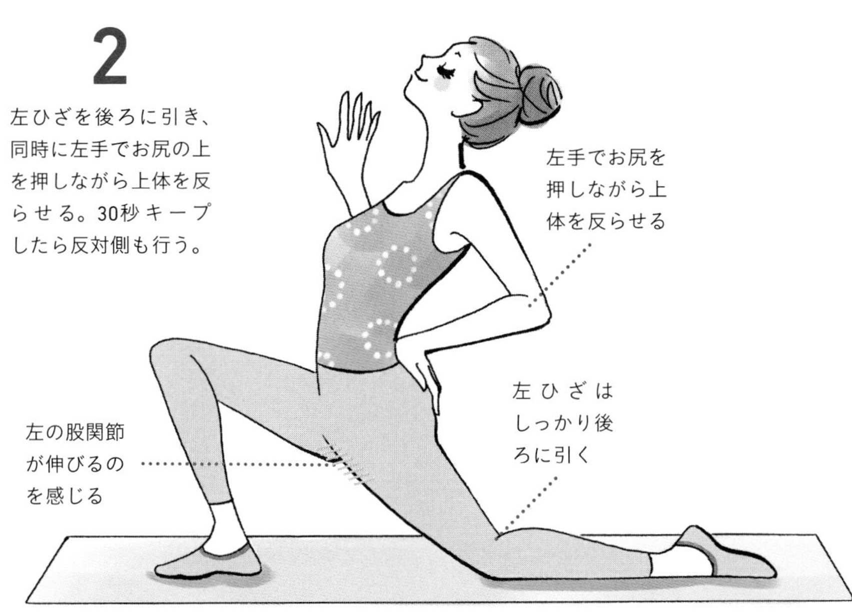

2

左ひざを後ろに引き、同時に左手でお尻の上を押しながら上体を反らせる。30秒キープしたら反対側も行う。

プリンと
上がったヒップに！

お尻ほぐし

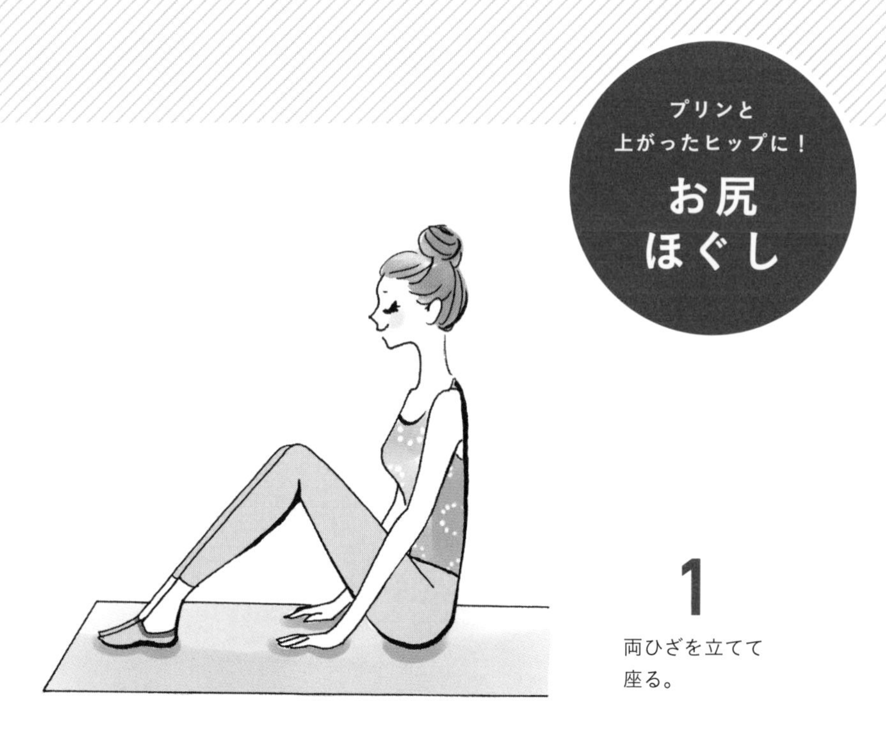

1

両ひざを立てて
座る。

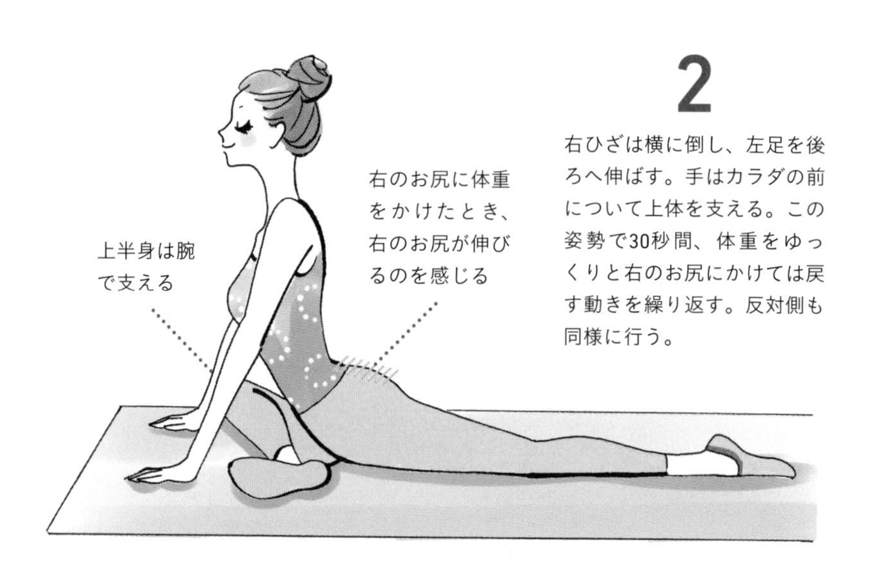

2

右ひざは横に倒し、左足を後ろへ伸ばす。手はカラダの前について上体を支える。この姿勢で30秒間、体重をゆっくりと右のお尻にかけては戻す動きを繰り返す。反対側も同様に行う。

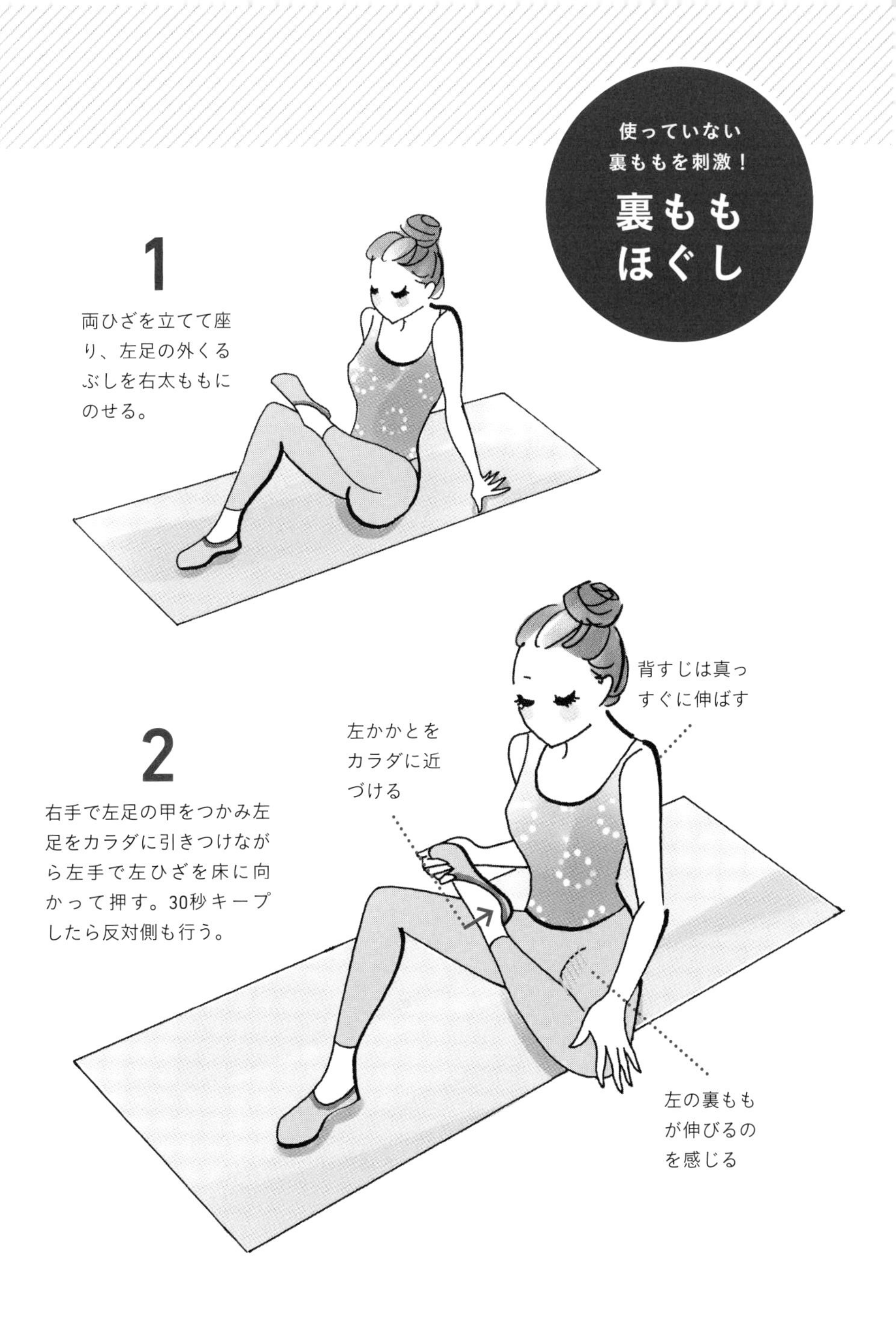
使っていない
裏ももを刺激！
裏もも
ほぐし
1
両ひざを立てて座り、左足の外くるぶしを右太ももにのせる。
2
右手で左足の甲をつかみ左足をカラダに引きつけながら左手で左ひざを床に向かって押す。30秒キープしたら反対側も行う。
背すじは真っすぐに伸ばす
左かかとをカラダに近づける
左の裏ももが伸びるのを感じる

パンパンの
張りがスッキリ！
前もも
ほぐし
大きく前に
踏み出す
甲を床につける
かかとを
お尻に近
づける
前ももが
伸びるの
を感じる

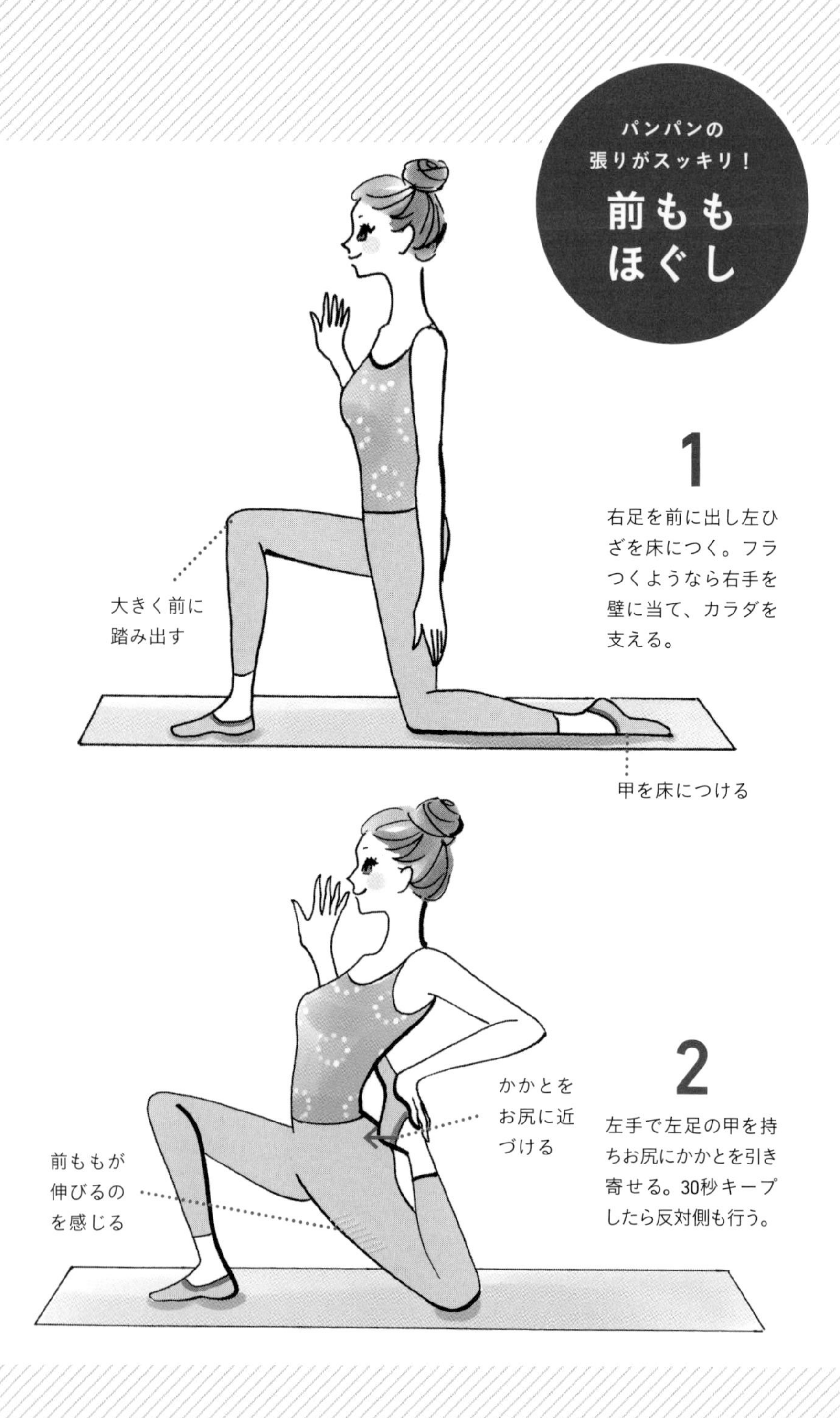

1

右足を前に出し左ひざを床につく。フラつくようなら右手を壁に当て、カラダを支える。

2

左手で左足の甲を持ちお尻にかかとを引き寄せる。30秒キープしたら反対側も行う。

ししゃも足から
卒業！

ふくらはぎ ほぐし

1

左ひざは床につき、右足は前に伸ばす。フラつくようなら右手を壁に当てカラダを支える。

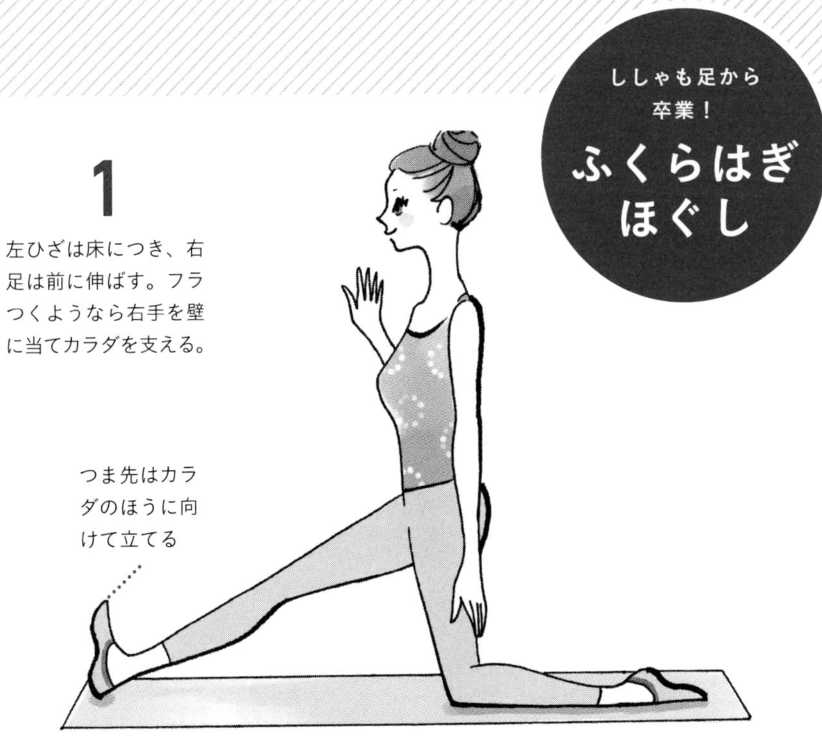

2

両手で右ひざを床に向かって押し、太ももから足首まで右足の背面全体を伸ばす。30秒押したら反対側も行う。

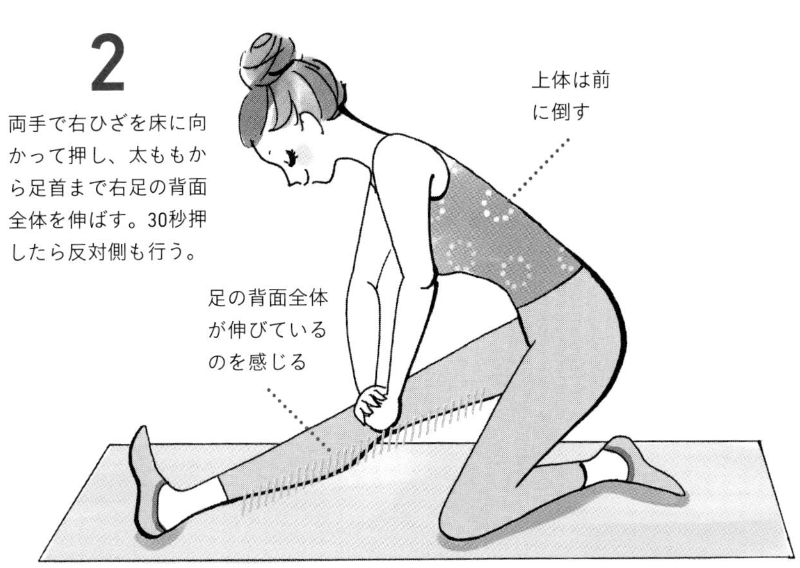

走るよりもやせやすい！運動するなら大きく腕を振って早歩き

脂肪を燃焼させるには、運動よりも食事改善が効率的です。とはいえ、有酸素運動が無意味なわけではありません。食事制限と合わせれば脂肪燃焼効果が高まりますし、カラダを動かすことで深部体温も上昇。基礎代謝を上げることができるからです。

そこでおすすめしたいのはウォーキングです。

有酸素運動の代表格であるジョギングをすすめない理由は2つ。一つは自己流筋トレと同じで、前ももばかりを使いがちだから。お尻が落ちたり反り腰など自己流の悪いフォームで走れば、前ももの力を使って走ることになります。

もう一つはジョギングでは負荷が大きすぎるから。有酸素運動は負荷の大きさによって「脂肪燃焼ゾーン」と「肺機能強化ゾーン」に分かれますが、ジョギングは肺機能強

やせ効果が高い歩き方のコツ

ジョギングでは肺機能ばかり高くなり、足は太くなるリスクが。
正しいフォームでウォーキングすればきれいにやせられます。

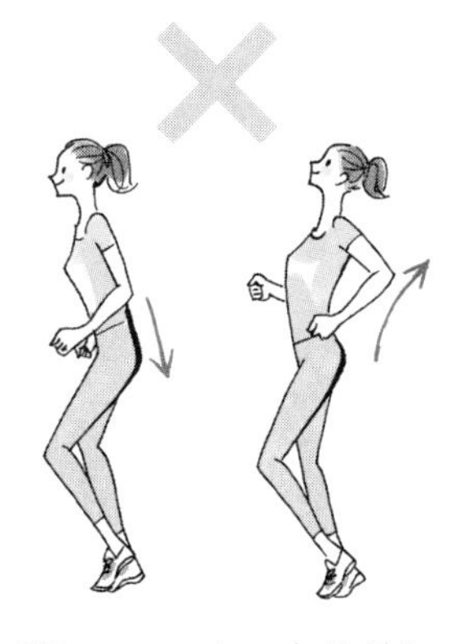

NG フォームの走りだと
前ももが張る

走り慣れていない人はお尻が落ち、カラダが反りがち。これでは前ももの負担が大！

背筋を
伸ばす
ひじを引く
ことを意識
かかとから
着地する

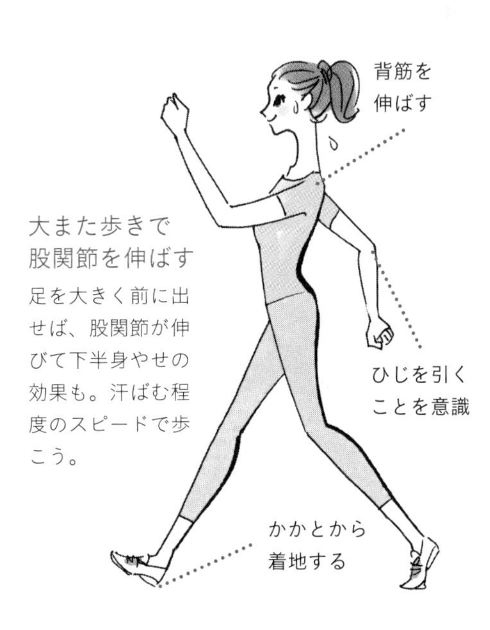

大また歩きで
股関節を伸ばす

足を大きく前に出せば、股関節が伸びて下半身やせの効果も。汗ばむ程度のスピードで歩こう。

化に分類される負荷です。脂肪燃焼を目指すなら、年齢によって多少異なるものの心拍数120～130のレベルが理想。それにピッタリなのが早歩きのウォーキングです。私は週に4～5回、1時間ウォーキングしています。食後にウォーキングすれば、摂取したエネルギーを消費できるというメリットもあります。

下半身やせのために刺激したい股関節や裏ももを動かすには、かかとから着地してつま先を蹴り上げながら大またで歩くのがコツ。腕を大きく振ることで運動量が上がります。前に振り出すより、後ろにひじを引くことを意識しましょう。

代謝は水で回っていく！一日に2ℓ、トイレ10回を目安に飲む

栄養や酸素を細胞に届け、老廃物を回収するのは血液やリンパ液の仕事。水分不足に陥るとこれらがうまく回らなくなり代謝も低下。汗をかきにくくなったり便秘を引き起こしたりする原因にもなります。一日1.5〜2.5ℓ、水を飲む習慣をつけましょう。

カラダを潤わせるコツは、喉が渇く前に飲むこと。私は朝起きてまず水を1杯、食事のときにも1杯というように、こまめに飲むよう心がけています。

水分が足りているかどうかの目安になるのがトイレの回数です。一日5〜6回では少なすぎ。8〜10回はトイレに行くことを目指して水分補給してください。

飲むのは水か白湯がおすすめです。利尿作用の高いコーヒーや緑茶、糖質が多い甘いドリンクはNG。またカラダを冷やさないよう、常温かホットで飲むようにしましょう。

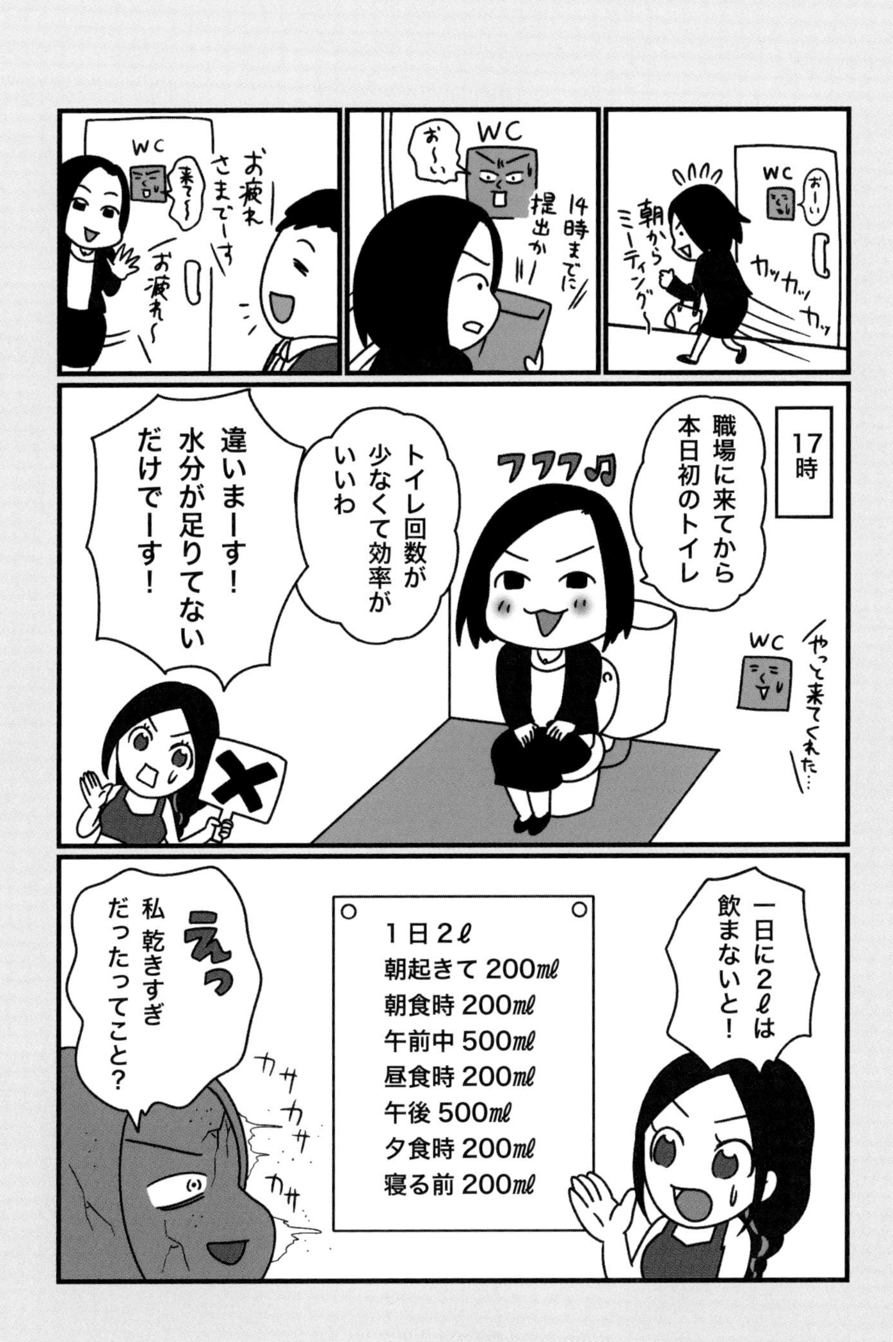
朝からミーティング〜
おーい
カッカッカッ
14時までに提出か
お〜い
お疲れさまでーす
来て〜
お疲れ〜
17時
職場に来てから本日初のトイレ
フフフ♫
やっと来てくれた…
トイレ回数が少なくて効率がいいわ
違いまーす！水分が足りてないだけでーす！
一日に2ℓは飲まないと！
1日2ℓ
朝起きて 200mℓ
朝食時 200mℓ
午前中 500mℓ
昼食時 200mℓ
午後 500mℓ
夕食時 200mℓ
寝る前 200mℓ
えっ
私乾きすぎだったってこと？
カサカサ
カサ…

体温が1℃下がれば代謝は15%ダウン！毎晩の湯船習慣で深部体温を上げよう

運動不足や、低カロリーのものばかり食べる食生活では、カラダが冷えてしまいます。カラダが冷えれば基礎代謝が落ち、ますます脂肪を燃焼しにくい状態に。一説には、体温が1℃下がれば基礎代謝は15％も落ちるのだそう。カラダを温め深部体温を上げる工夫を、生活の中に取り入れましょう。

お風呂はシャワーだけですませずに湯船に入ることが大事。私は毎晩20分の全身浴でたっぷり汗をかいています。ちなみに「エプソムソルト」（硫酸マグネシウム）という入浴剤を愛用中。発汗作用が高く、美肌効果が期待できるところもお気に入りです。

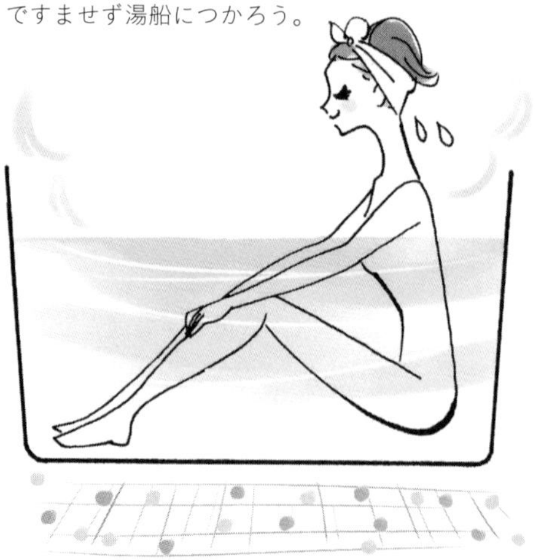

カラダを温めればやせ体質が手に入る！　夏でもシャワーですませず湯船につかろう。

ドクターズコラム

夏なら39℃、冬なら41℃のお湯に15分つかる

体温には皮膚温と深部体温があり、内臓や脳などカラダの奥に行くほど体温は高くなります。

代謝を上げるために高めたいのはこの深部体温。深部体温が高くなっているかどうかの目安となるのが汗です。ダラダラと大汗をかく必要はありません。ジワッと汗ばんでいれば、深部体温は上がっていると考えられます。

運動ならウォーキングで早歩きすればじんわり汗をかきますし、ラジオ体操を一通りしっかりやるだけでも汗ばんできます。

深部体温は時間をかけて温めるほうが上がりやすいという特徴があります。サウナよりも岩盤浴や溶岩浴のほうが深部体温を上げる効果は高いといえるでしょう。自宅のお風呂でも熱いお湯にサッとつかるのではなく、適温のお湯にゆっくり入ってじんわり温まることを心がけてください。夏は39℃、冬は41℃のお湯に10〜15分つかるのが目安。汗腺を開いて汗をかく入浴を日課にしましょう。

ほかにもカラダを温めるために、ショウガや唐辛子など、発熱食材を積極的にとるようにしています。手放せないのはカプサイシン入りのMCTオイル。MCTオイルとカプサイシン、ダブルのパワーで脂肪を燃焼させるのが狙いです。

ひんやりしがちな足裏は、こまめにマッサージ。足指1本ずつをしっかり包む5本指ソックス、寝るときの腹巻き、冬の外出時に首、手首、足首の〝3首〟を守るマフラーやレッグウォーマーもカラダ温め習慣の必需品です。

食事、運動、生活習慣で、冷えからカラダを守りましょう。

ドクターズコラム

大人のダイエットを成功させるカギ❶

「基礎代謝」を高め「自律神経」を整える

女性には太りやすくなる時期が人生で３回訪れるといわれます。最初は思春期。２回目は妊娠、出産の時期。３回目は更年期です。更年期は一般的に閉経を挟んだ前後５年のことを指し、この時期の女性は食事と運動だけではやせにくい傾向があります。

なぜ更年期はやせにくいのか。そもそもダイエットには４本の柱があり、これらがすべて機能しないとやせることはできません。その４本柱とは「食事」「運動」「基礎代謝」「自律神経」です。20代、30代までは基礎代謝と自律神経が正常に回っているので、食事と運動だけ頑張ればやせられます。ところが40代になると基礎代謝と自律神経の柱が倒れるため、いくら食事制限と運動をしてもやせにくくなってしまうのです。

40代に入ると基礎代謝と自律神経が低下する理由を説明しましょう。基礎代謝に関していえば、実は40代で急に下がるわけではありません。基礎代謝のピークは10代後半。20代から私たちのカラダは老化に向かっていて、その証拠に高校生のときと同じ食生活を20代になってもしていれば太ります。同様に30代と同じ食事を40代でも続けていれば太るのは当然のこと。社会人になっても高校生の頃のように食べる人は少ないですが、40代になったからといって食事量が極端に減る人はほとんどいないでしょう。体形を維持するには食べる量を減らすか、基礎代謝を上げる必要があるのです。

一方、40代で自律神経の働きが悪くなる原因はさまざま。女性ホルモンの分泌が低下してホルモンバランスが崩れるのもその一つ。ホットフラッシュや疲れ、むくみなどの更年期症状は、自律神経の乱れから起きるものです。ほかにも、忙しくて昼夜逆転の生活をしていたり、食事や睡眠の時間がまちまちだったり、常に時間に追われていたり。ホルモンバランスや生活リズムの崩れが自律神経に負担をかけ、その影響が40代で出始めるのです。

40代以降のダイエットは、基礎代謝と自律神経に目を向けることも必須となります。

ダイエットに必要な4本柱

食事

炭水化物に偏った食事、スイーツやスナック菓子、清涼飲料水のとりすぎなど、糖質過多な食生活では太る。糖質を適度に抑えた上で、質のいいたんぱく質と油をとるのが理想。

運動

どこに行くにも車や電車で歩かない、一日中デスクワークで座りっぱなしではやせられない。大きく腕を振って早歩き30分程度の運動と、筋肉を和らげるストレッチは必要。

基礎代謝

安静にしていても消費していくエネルギーの量。成長にともなって増えていき、10代後半からは下がっていく。基礎代謝量が低下するのに合わせて食べる量を減らさなければ太る。

自律神経

血圧を安定させる、汗をかいて体温を一定に保つ、ホルモンバランスを整えるなど、生きていることそのものを調整する神経。代謝、免疫、ホルモン、解毒などの仕事を受け持っている。

年齢を重ねると……

ダイエットに必要な4本柱のうち、基礎代謝と自律神経の機能が低下してくる。そのため食事制限と運動だけを頑張っても成果が出ない。やせるには、基礎代謝を上げて自律神経機能を整えることが必要になってくる。

ドクターズコラム

大人のダイエットを成功させるカギ❷

筋肉、汗、女性ホルモンを味方につける

大人のダイエットでは、基礎代謝を上げて自律神経を整えることが大切です。そのために何をすればいいのか、お伝えしていきましょう。

まず基礎代謝を上げるには、筋肉をつけるのが一番です。中でも腰回りからお尻、太ももの筋肉を鍛えるのがおすすめ。というのも、ここには大きな筋肉が集まっていて、鍛える筋肉の面積が広いほど代謝アップの効率は高まるからです。

自律神経を整えるのには、さまざまな方法があります。副交感神経を引き上げるのもその一つ。自律神経には、アクセル役の交感神経とブレーキ役の副交感神経があり、シーソーのようにバランスをとっています。ところが常にスマホが手放せず時間に追われている現代人は、アクセル役の交感神経が暴走しがちです。副交感神経を上げるには、ゆったり過ごすことがコツ。アロマオイルをたく、ストレッチで硬くなった筋肉をほぐす、好きな音楽を聴くなど、頭とカラダをリラックスさせる時間を増やしてあげましょう。

自律神経を整えるには、起きているときには交感神経が優位に、眠りにつくのに向かって副交感神経が優位になるというメリハリをしっかりつけてあげることも大事。昼間と夜の区別をしっかりつけるには、睡眠や食事のリズムを整える、起きたら朝日を浴びる、寝るギリギリまでスマホを見ないといった心がけが役に立ちます。

暑ければ汗をかき、寒ければカラダを震わせて体温調節をするのも自律神経の仕事。一年中冷暖房に頼り、これらの機能をサボらせていると、自律神経がどんどん乱れていきます。積極的に外に出て歩く、冷房の温度を下げすぎないなどが、自律神経の回復トレーニングになります。

さらに、更年期に向かって女性ホルモンの分泌量が低下し、抗酸化力や免疫力が落ちてくることも自律神経のバランスが崩れる原因。女性ホルモンと似た働きをするといわれている大豆イソフラボンやエクオールといったサプリをとって補充するのもおすすめです。

大人のダイエットで
味方につけたい3要素

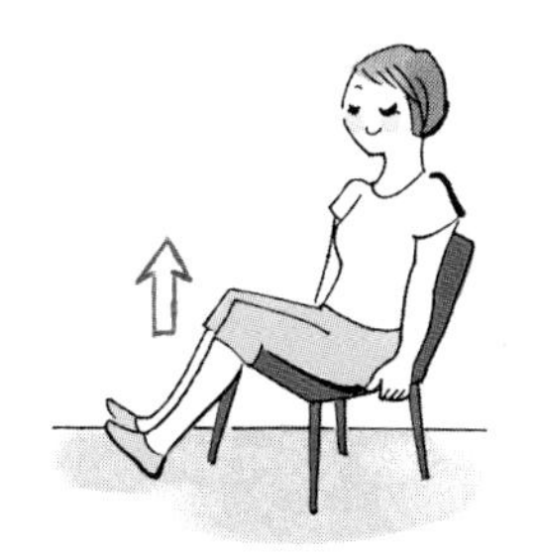

筋肉

筋肉量が増えるほど、基礎代謝量は上がっていく。いすに座った状態から両足をほんの数センチ浮かせるだけで、おなかや太ももなどの大きな筋肉を鍛えることが可能！

女性ホルモン

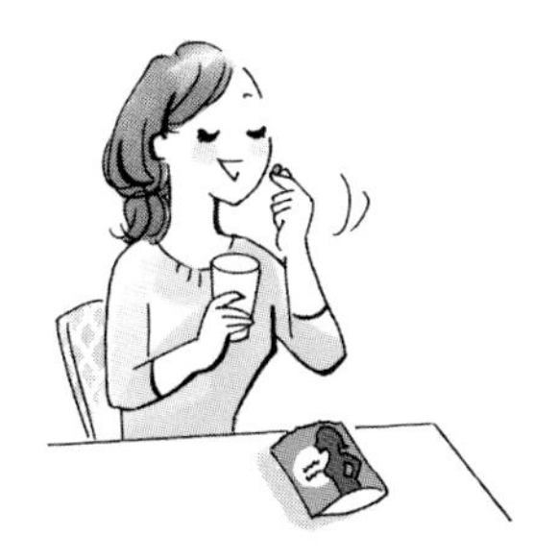

女性ホルモンの分泌が下がると、引っ張られて自律神経のバランスも崩れていく。女性ホルモンのエストロゲンに似た働きをする、大豆イソフラボンなどのサプリを飲むのも手。

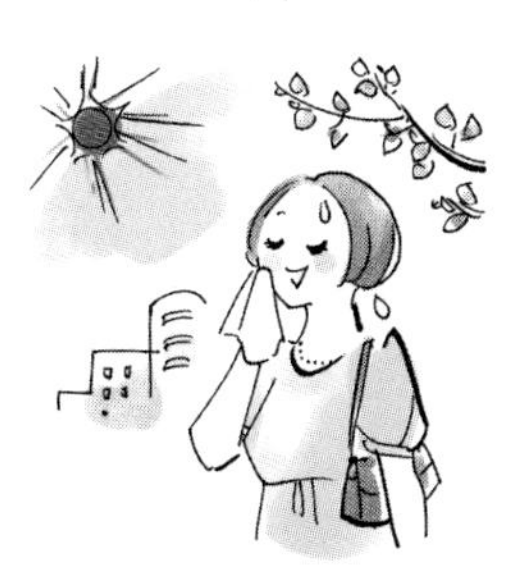

冷暖房に頼った生活では、汗をかく、寒さに鳥肌を立てるといった自律神経の働きが鈍る。歩く、冷房の温度を控えめにするなどして汗をかくことが、自律神経のトレーニングに。

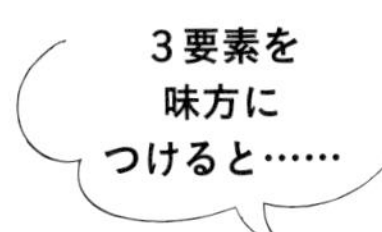

基礎代謝が高まり、自律神経のバランスが整ってくる。ダイエットに必要な４本柱のうち、加齢によって倒れていた２本が復活するので、20～30代に近い状態に。食事と運動に気をつけることでみるみるダイエットできる！

MATOME

運動だけでやせようとして失敗

〜太もも子の場合〜

POINT 1

脂肪を燃やすには運動より食事を変える

好き放題食べて、運動だけでやせようとしたら、莫大な時間と労力がかかります。脂肪を燃やすには糖質のとりすぎを見直し、体脂肪からエネルギーをつくり出すのが近道。運動は基礎代謝を高める一つの手段と考えましょう。

POINT 2

外食、飲み会はメニュー選びで乗り切る

3Days糖質オフダイエットは、食べていい日と食べるのを控えたい日のメリハリが明確なので、外食や飲み会の日にサイクルを合わせて調整できます。肉や魚のおかず、糖質少なめのアルコールをチョイスして楽しみましょう。

POINT 3

やせるには筋肉を鍛えずほぐす

特に下半身やせをしたい場合、自己流の筋トレで鍛えると、ただでさえ張ってい

る前ももばかりを鍛えてガッチリ下半身を強化してしまいがち。ストレッチやマッサージでほぐして柔らかくすればリンパ液が流れて脂肪が燃えやすくなります。

POINT 4

一日2ℓの水を飲み代謝を回す

水分が足りずに血流やリンパ液の流れが滞れば、基礎代謝も上がりません。朝起きてすぐの1杯からこまめに水をとり、一日1.5～2.5ℓを目標に水を飲みましょう。水が十分足りていれば、一日のトイレ回数は8～10回になります。

POINT 5

やせにくい年代は基礎代謝と自律神経も気づかう

年齢を重ねるにつれ基礎代謝は下がり、自律神経は乱れやすくなります。すると食事制限と運動だけでは、なかなかやせられません。筋肉をつける、冷暖房に頼らず汗をかくなど、基礎代謝を上げ、自律神経を整える工夫を心がけましょう。

まだまだ知りたい

COLUMN

3Days糖質オフダイエットQ&A

根菜を食べてもいいの？

大量に食べなければOKです。

大根やにんじん、ごぼうといった根菜にも糖質は含まれています。ただし、根菜類には食物繊維などとりたい栄養素も豊富ですし、制限しすぎるストレスのほうがダイエットに悪いというのが私の考え方。もちろんごはん代わりに大量食べするのは避けたいですが、「定食に添えられたにんじんをよける」といった過度な避け方はしなくてOKです。

運動と組み合わせるコツは？

ごはん2杯の日に運動しましょう。

運動習慣のない人が3Days糖質オフと同時に運動を始めると、筋肉が分解される恐れがあります。基本的には食事制限のみで構いませんが、これまで運動していた人が無理にやめる必要はありません。コツは3Days糖質オフのサイクルに合わせ、ごはん2杯の日に運動すること。エネルギー不足の心配なくカラダを鍛えることができます。

食費を抑えるコツはある？

自炊＆お弁当がおすすめです！

ハンバーガーやうどんなど、糖質たっぷりのメニューは、お手頃価格が魅力。それに比べると、外食での肉や魚のメニューは高額と感じるでしょう。ただし材料費は安いので、自炊や手作り弁当に切り替えれば今まで以上に食費を下げることも可能。将来の生活習慣病のリスクを減らせることも考えると、その価値はプライスレスです！

3Days糖質オフでやせにくい人はいる？

糖質制限にカラダが慣れていると少し時間がかかります。

以前に糖質制限をしていた人や、日ごろから糖質をあまり食べない人は、糖質過多だった食生活の人が取り組むより時間がかかるかもしれません。しかし、3日間の糖質摂取サイクルをきちんとつくってあげれば、カラダは必ず体脂肪を燃やしやすい状態になっていきます。まずは3か月、続けてみてください。

3か月以上続けちゃダメ？

ローカーボ期を1～2か月はさみましょう。

3Days糖質オフでとる主食の糖質量は、ごはん2杯の日80g、ごはん1杯の日40g、ごはんなしの日は0gです。極端な制限ではないものの、脂質とたんぱく質による内臓の負担を考慮し、3か月までとしています。続ける場合は、一日に糖質量を70～130g程度とるローカーボの食生活を1～2か月はさんでから再開してください。

積極的に食べたいものは？

食物繊維豊富なわかめやきのこをとりましょう。

ごはんには糖質だけでなく、ビタミンやミネラルなどさまざまな栄養素が含まれています。食物繊維も豊富なので、ごはんを減らすことで便秘になってしまうことも。便秘防止に食物繊維をたくさんとりましょう。きのこやわかめは、カロリーが少ないところも◎。かさ増し食材としてスープやサラダにプラスするのもおすすめです。

第3章

3Days糖質オフ大成功体験談

※直接指導の場合、長期間の継続、体重×２gのたんぱく質摂取を行っています。
※生徒さんのダイエットは「３Days糖質オフ」と適度な運動を組み合わせた結果です。

JUNの直接指導で大変身した生徒さんをリポート！

私もJUNさんみたいになりたい！3か月で10kgやせて憧れの大会に出場！

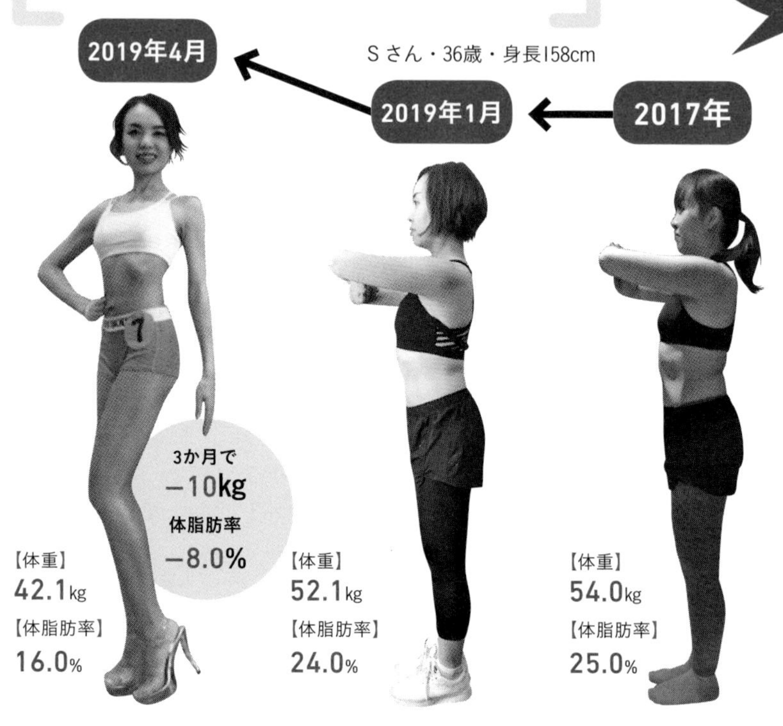

	2019年4月	2019年1月	2017年
【体重】	42.1kg	52.1kg	54.0kg
【体脂肪率】	16.0%	24.0%	25.0%

自然と運動量がアップして肌もきれいに！

これまでのダイエットはひたすら食事を制限し、運動もいやいやでした。３Days糖質オフは食べていい日とガマンする日のメリハリがある分、食べた日は自然と「動きたい」と思えて運動量がアップ！　たんぱく質を今まで以上にしっかりととっているせいか、「肌がきれいになった」といわれます！

夕食は具材を変えたお鍋が定番に

JUNさんから課せられた一日のたんぱく質量は90〜130g。これを毎日こなすため、さばの水煮缶やサラダチキンをよく食べていました。夜はお鍋が定番。豚肉やさけ、みそやしょうがなど日によって具材や味を変えたので、飽きずに続けられました。甘いものがほしいときは、間食にアーモンドミルク。無糖でも自然な甘さがおいしかったです！

Sさんのダイエットヒストリー

MAX体重は57kg。ジム通いや、キャベツダイエットでやせてはリバウンドを繰り返していましたが、年々やせにくく、下半身が落ちなくなっていました。JUNさんと私のダイエット遍歴が似ているのを知り、2017年に２か月ダイエットを見てもらうことに。その後、一念発起してベストボディジャパン出場を目指し、３か月の３Days糖質オフにトライ。

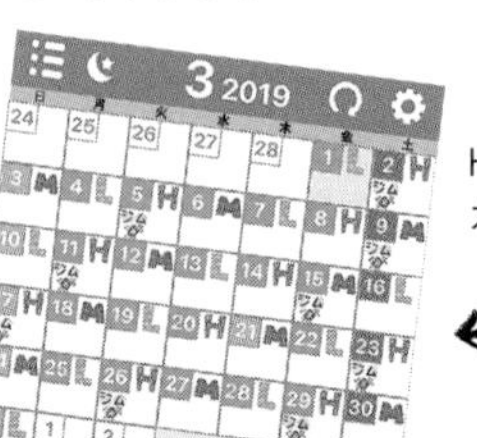

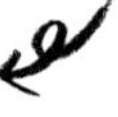

H…ごはん２杯、M…ごはん１杯、L…ごはんなしとカレンダーで食事スケジュールを管理。

健康的なやせ食べ習慣をマスター！
もう二度と太りません!!

Nさん・46歳・身長162cm

2018年7月 【体重】52.0kg 【体脂肪率】21.0% ← **2017年11月** 【体重】68.0kg 【体脂肪率】38.0%

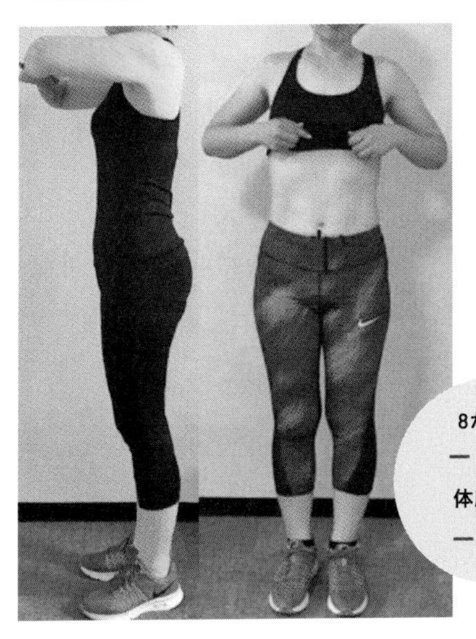

8か月で
−16kg
体脂肪率
−17%

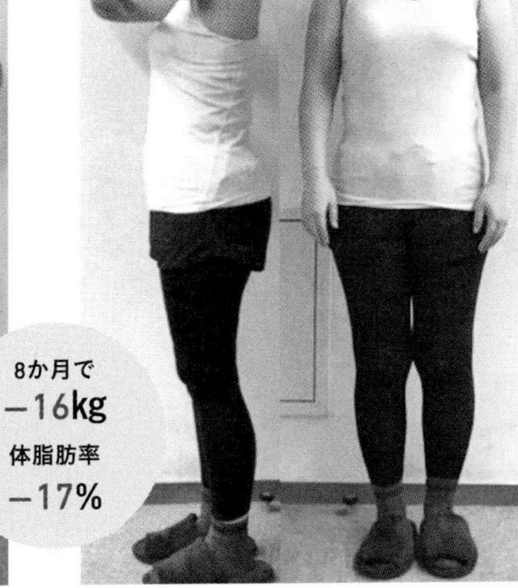

カラダづくりへの意識が変わった！

「やせたいなら食べちゃダメ」というこれまでの常識が大逆転。筋肉をつけるには糖質が必要、代謝を上げるにはビタミンをとるなど、カラダのために何を食べるべきか考えるようになりました。また「やせたい」から「理想のカラダになりたい」へと意識が変わり、トレーニングが習慣に。体重が増えても自分で調整できるようになりました。

糖質も食べられたのでストレスもナシ！

私の場合、やせようと決意するとストイックにやりすぎてしまいます。3 Days 糖質オフは糖質も食べられるし、食べなくてはいけないたんぱく質量も決まっていたので、栄養不足に陥ることなく続けられました。食べられないストレスもナシ。よく食べていたのは、ゆで卵やお刺身。さけるチーズが気に入り、一日1個食べていました！

Nさんのダイエットヒストリー

高校生のころ、絶食＆下剤でダイエット。2か月で60kgから50kgへと10kg減りましたが、顔色が悪くなり生理もストップ。足がしびれるなど体に異変が出てしまいました。その後50kgをキープしていたものの、妊娠・出産で12kgも増量。自力でダイエットするとまたやりすぎてしまうのが怖く、JUNさんにお任せしてみることにしました。

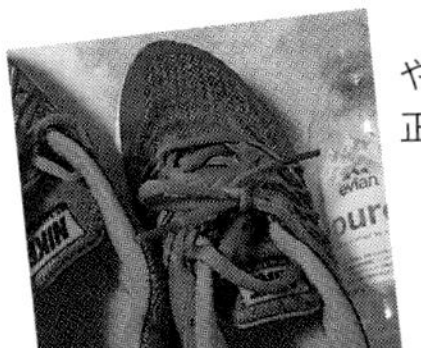

やせるために絶食していた過去がうそのよう。
正しい食事とトレーニングで体形をキープ。

50代でもやせられる！
肩こり＆便秘も解消して
カラダが若返りました！

Kさん・52歳・身長164cm

2018年9月 ← 2018年4月

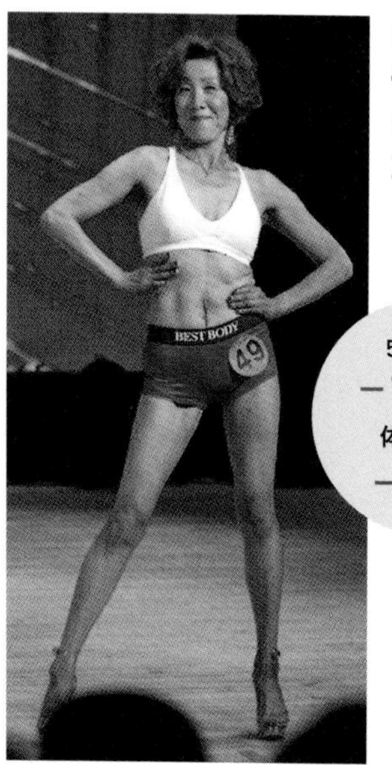

【体重】
49.5kg
【体脂肪率】
23.5%

5か月で
−12.5kg
体脂肪率
−9.5%

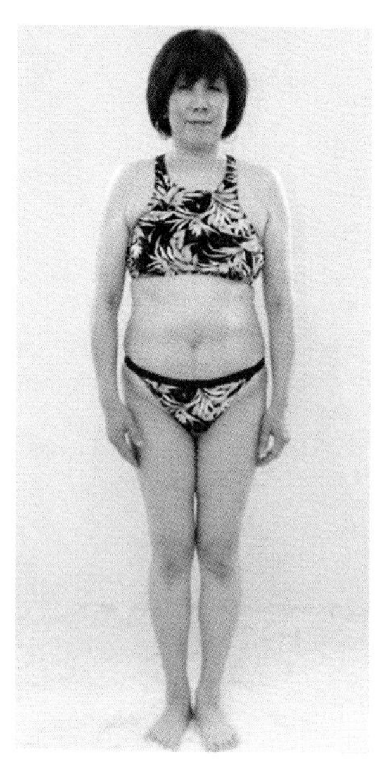

【体重】
62.0kg
【体脂肪率】
33.0%

10歳くらい若返った気分に！

カラダに向き合ってリズムをつくり、必要なものを食べていれば50代でもカラダは応えてくれます。目標かなって、ステージでかっこよくポーズをとることができました！肩こりや便秘もなく、体調も万全。10歳ぐらい若返った気分です。やせましたがシワも増えていません。今までどれだけ不要なものをとりすぎていたかを実感しています。

空腹をつくらないよう間食もしっかりと

よく食べていたのはまぐろの赤身をはじめとした魚全般、ジンギスカン、カレー粉で味付けしたとり胸肉などです。空腹の時間を長引かせないように気をつけることと、一日120gのたんぱく質をとることが目標だったので、間食にも卵焼きやツナ缶などたんぱく質をせっせと食べていました。サイクルが決まっているため、精神的負担は皆無でした。

Kさんのダイエットヒストリー

ずっと53〜55kgをキープしていましたが、40代後半から体重が増加。自己流ファスティングにトライするもののくじけ、運動も続かず。とうとう60kgを超えて、体形を隠す洋服しか着られなくなってしまいました。コンプレックスから脱出するためにダイエットを決意。ベストボディジャパン出場をゴールに定め、3Days糖質オフを始めました。

体重と体脂肪率はダウン
筋肉量はアップして理想のボディに

Hさん・46歳・身長163cm

2018年6月 ← 2018年1月

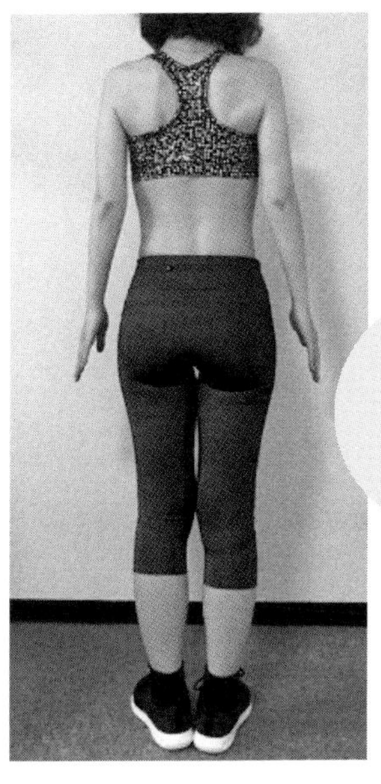

【体重】
51.0kg
【体脂肪率】
21.0%

5か月で
−7.0kg
体脂肪率
−8.0%

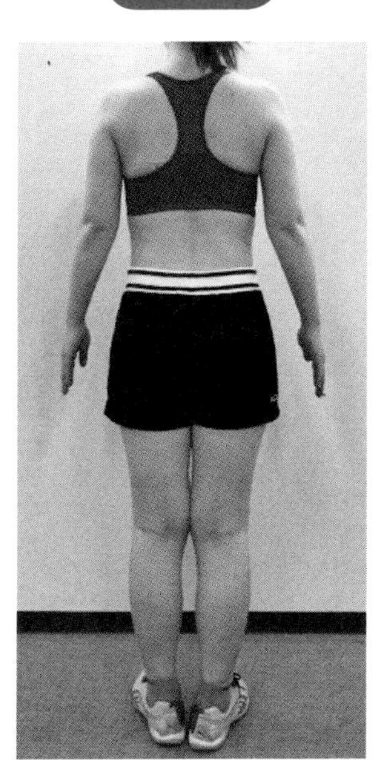

【体重】
58.0kg
【体脂肪率】
29.0%

お尻が小さくなり服のサイズもダウン

骨格筋量は26.8%から29.8%にアップ。以前の服はストンと落ちてしまうほどボディラインが変わり、特にお尻が小さくなりました。今まではカロリーのことしか考えていませんでしたが、ダイエット＝食事制限からダイエット＝栄養管理と意識がチェンジ。生理周期が整ってきたのも、この食事法がカラダに合っているからだと思います。

たんぱく質を中心に様々なメニューを楽しめた

これまでのダイエットと比べると食べられるものが格段に多かったです。朝、昼はとりささみやとり胸肉を中心にメニューを組み立て、夜は肉や魚、野菜をしっかりと食べていました。おやつの定番はししゃもやプロテイン。主食OKの日は雑穀米や玄米の卵かけごはん。ねぎや昆布、しそ、しょうがで食感や風味を変えて楽しんでいました。

Hさんのダイエットヒストリー

27歳のとき食べないダイエットで8kg減量、30歳のときには置き換えダイエットで5〜6kg減量、35歳のときには脂質制限ダイエットで5〜6kg減量と、ダイエットをすればそれなりにやせるのですが、いつもやめた途端にズルズルとリバウンド。今度こそ一生太らないカラダを手に入れたくて、JUNさんにお願いすることにしました。

おわりに

3Days糖質オフで得られる宝物は「一生太らないやせ食べ習慣」！

目標達成のためにガマンをため込むダイエットでは、一時的にやせてもリバウンドの可能性が大。ダイエットで手に入るのは一時的なやせボディとストレスばかりです。

3Days糖質オフダイエットでみなさんに手に入れてほしいのは、自分のカラダに何が必要なのかという知識、そして必要な栄養を過不足なくとればみるみるやせていくという実体験です。

3Days糖質オフで身につけた正しい食生活を実践する限り、もう太ることはありませんし、万が一リバウンドしても、自力で調整できるでしょう。

健康できれいなカラダを願うすべての人にとって、3Days糖質オフダイエットがお役に立てることを願っています。

ボディメイカー　JUN

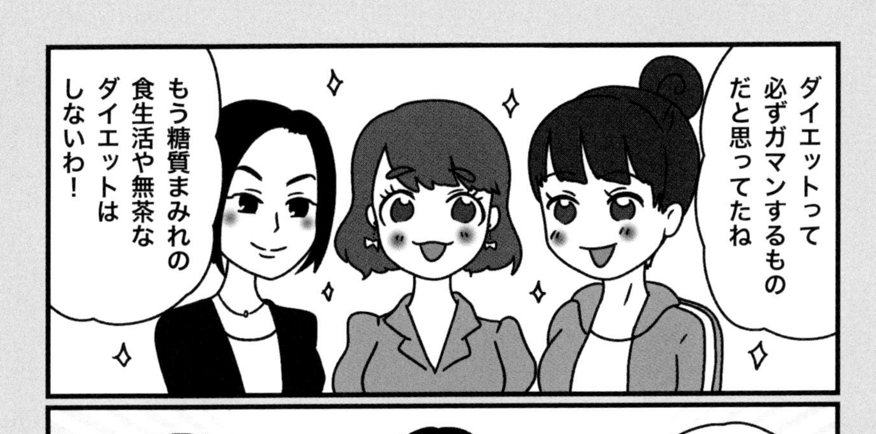
ダイエットって必ずガマンするものだと思ってたね
もう糖質まみれの食生活や無茶なダイエットはしないわ！

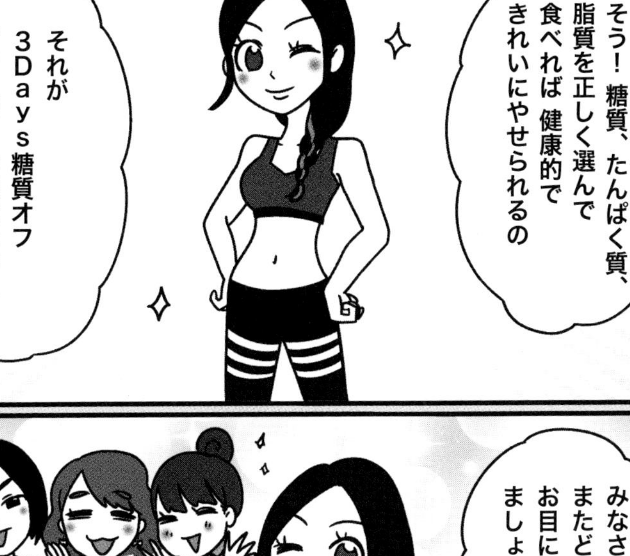
そう！ 糖質、たんぱく質、脂質を正しく選んで食べれば 健康的できれいにやせられるの

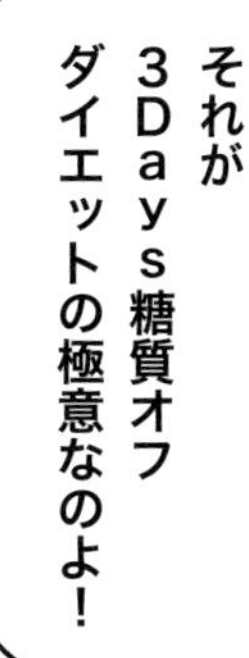
それが3Days糖質オフダイエットの極意なのよ！

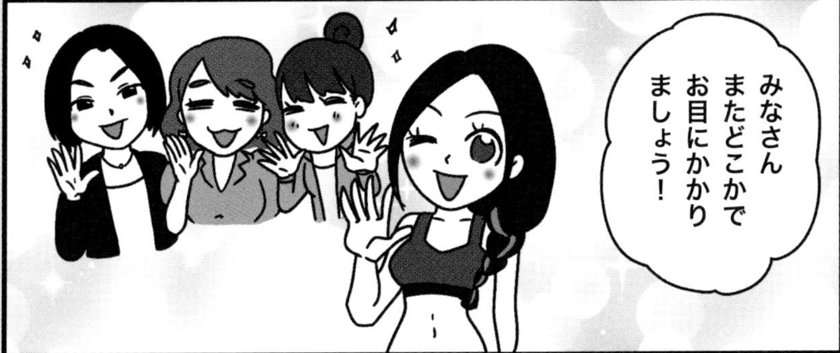
みなさんまたどこかでお目にかかりましょう！

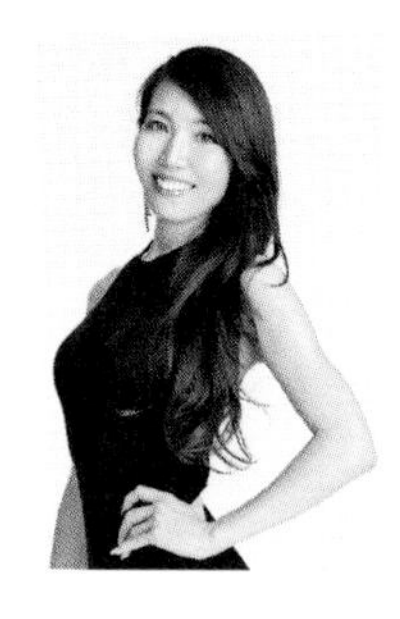

ボディメイカー JUN

ボディメイクトレーナー。理想のボディを自在につくり上げることから、ボディメイカーの異名を持つ。
10代のころからダイエットに目覚め、間違った食事制限などで幾度となくリバウンドを経験。過度なダイエットと暴食により、28歳で人生最大の体重を記録する。その後、フィットネスに励む男女に憧れを抱き、師となるトレーナーの指導のもと、正しいトレーニングや食事法を勉強。ヘルシー＆ビューティフードアドバイザーの資格も取得。見事、ベストボディ・ジャパン横浜大会でグランプリを獲得。翌年、更なるボディメイクを探求している中で「3 Days 糖質オフダイエット」にたどり着き、実践。3か月間で体重−17Kg、体脂肪−16％を達成し、ベストボディ・ジャパン金沢大会、BEST BODY USA 大会でグランプリに輝く。現在は自身のボディメイク経験を活かし、トレーナーとしてダイエットに悩める多くの人たちを指導している。Instagram で紹介している産後レシピが好評！
Instagram @ jjfitness44

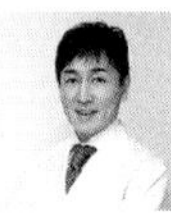

【医学監修】
青木 晃

銀座よしえクリニック都立大院院長。元順天堂大学大学院加齢制御医学講座准教授。専門は代謝・内分泌内科、抗加齢医学。講演活動、テレビ・ラジオ出演、書籍執筆などを通じて、生活習慣病予防、抗加齢医学の啓発にも力を注いでいる。

STAFF

デザイン　TYPEFACE（AD：渡邊民人、D：谷関笑子）
マンガ　山本ゆうか
イラスト　ツグヲ・ホン多
制作協力　北村朋子 (SDM)
編集協力　及川愛子
編集　彦田恵理子

新装版

ダイエットに失敗してきた私がやせた 3 Days 糖質オフダイエット

2023年5月9日　第1刷発行

著者　ボディメイカー JUN

発行人　土屋徹
編集人　滝口勝弘

発行所　株式会社Gakken
〒141-8416　東京都品川区西五反田2-11-8
印刷所　大日本印刷株式会社
DTP　株式会社グレン

○この本に関する各種お問い合わせ先
本の内容については、下記サイトのお問い合わせフォームよりお願いします。
https://www.corp-gakken.co.jp/contact/
在庫については　TEL:03-6431-1250（販売部）
不良品（落丁、乱丁）については　TEL:0570-000577
学研業務センター　〒354-0045　埼玉県入間郡三芳町上富279-1
上記以外のお問い合わせは　TEL:0570-056-710(学研グループ総合案内)

学研グループの書籍・雑誌についての新刊情報・詳細情報は下記をご覧ください。
学研出版サイト　https://hon.gakken.jp/